单苍桂外科经验集

徐宜厚 ◎ 整理

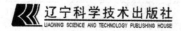辽宁科学技术出版社
LIAONING SCIENCE AND TECHNOLOGY PUBLISHING HOUSE

拂石医典
FU SHI MEDBOOK

图书在版编目（CIP）数据

单苍桂外科经验集 / 徐宜厚整理. — 沈阳：辽宁科学技术出版社，2021.7
ISBN 978-7-5591-2122-6

Ⅰ.①单… Ⅱ.①徐… Ⅲ.①中医外科学—临床医学—经验—中国—现代 Ⅳ.①R26

中国版本图书馆CIP数据核字(2021)第128740号

出版发行：辽宁科学技术出版社
　　　　　北京拂石医典图书有限公司
地　　址：北京海淀区车公庄西路华通大厦B座15层
联系电话：010-57262361/024-23284376
E-mail：fushimedbook@163.com
印 刷 者：河北环京美印刷有限公司
经 销 者：各地新华书店

幅面尺寸：145mm×210mm
字　　数：140千字　　　　印　张：5.5
出版时间：2021年7月第1版　印刷时间：2021年7月第1次印刷

责任编辑：李俊卿　　　　　责任校对：梁晓洁
封面设计：潇　潇　　　　　封面制作：潇　潇
版式设计：天地鹏博　　　　责任印制：丁　艾

如有质量问题，请速与印务部联系　联系电话：010-57262361

定　　价：39.00元

序一

　　中医外科在祖国医学中，是一门重要的学科。它的理论学说与中医内科是密不可分的，故在治病过程中，也应本着整体观和辨证施治的原则。

　　中医外科的理论和经验，除分载于历代各家医籍外，有很多发展的技术经验，都散在于许多老中医手里。为了继承发扬这一部分经验，我们整理了单苍桂老中医的心得。其中有的是回忆过去临床中的治疗成就，有的是他参加医院工作后的临床经验总结，有的是在杂志上发表过的论文，这次都搜集在了这本《单苍桂外科经验集》三篇之中。

　　外科的治疗方法很多。单氏三代是从事中医外科专业的医生，他们的经验非常丰富。此书主要是把单苍桂老中医历年来简便易行、便于掌握、运用于各种不同疾患方面的治疗方法进行了整理。

　　为了进一步贯彻中医政策，继承祖国医学的宝贵经验，武汉市卫生局委托武汉市中医医院负责整理这本专辑。希望通过它的出版，交流经验，更好地发挥中医外科的技术专

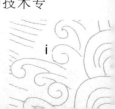

长，把这一技术经验继承发扬下去。

武汉市卫生局副局长　陆真翘

一九六四年八月

一九八四年一月重抄

序二

单苍桂大夫，三世业医，专精中医外科。

单大夫虽已年近八旬，仍在武汉市中医医院从事医疗和培育后学的工作。其意义在于：使其祖传经验和本身论治经验传诸后世，不致淹没，继续为人民的健康服务。

单大夫自以医药行世，迄今已达半个多世纪。治愈活人，不可胜数。诸多难治，或被视为不治之证，由于单大夫的精心剖析，用药对证，兼以手术精湛，多能药到病除，恢复健康，以致有口皆碑，南北赞誉。此因由其精湛的医术有以致之，尤其是由于"仁术仁心"，方克致此。

今特请单大夫收其多年积累的临床经验，总结成篇，公诸于世，定会有助于医务工作者，有利于外科疾病患者，有利于继承和发扬祖国传统医学。

武汉市卫生局原副局长、顾问　王伯谦
一九八四年一月

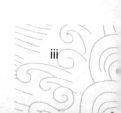

序三

中国台湾名山堂生医科技有限公司负责人黄樵伊先生十分热心于中医药民间交流。从2012年开始，组织多批台湾中医师来武汉等地侍诊、学习、考察。我也应邀二次赴台，先后在台北、台中、高雄三地参与当代名老中医传承学术讲座，彼此交流，结下了深厚友谊。2015年，黄先生诚心希望将《单苍桂外科经验集》重新出版，我抱着感谢恩师多年教诲的知遇之恩，欣然同意，遂将1984年由湖北科技出版社出版的保存本交给黄先生。该书虽然篇幅不大，但均是当年在单老亲历亲为的指导下完成的，这些资料力求真实可靠，特别是"家传秘方"是单老家传手抄本，让我记录下来。单老这种"医者仁心，止于至善"的崇高品质永远是今人学习的楷模。

书稿甫成，得到各级领导和同仁的认可，著名中医学家，原武汉市卫生局副局长陆真翘先生，原武汉市卫生局副局长、顾问王伯谦先生赠赐序言，原湖北省委书记，著名书法家李尔重先生题写书名。这些弥足珍贵的历史烙印，值得

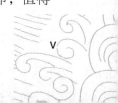

今人缅怀。

本书在近四十年后再次面世，我在清样中发现单老有些言之未尽之处，这次予以弥补。同时我要特别感谢辽宁科学技术出版社北京拂石医典图书有限公司的鼎力持助。

不过，书中有些药物被列入禁用之品，这是历史的痕迹，后学者斟酌删改，望予体谅和斧正。

武汉市中医医院　徐宜厚

时年八十又二

2021年3月30日

目录

上篇　外科诊治

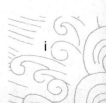

中篇　医案选萃

下篇　医话和家传验方

上篇

外科诊治

第一章　四诊运用

外科疾病同内科疾病一样，也是通过望、闻、问、切来辨别疮疡的阴阳属性，分清肿、痛、脓、痒等主要症状的性质，从而判断外疡疾病的善恶、顺逆，以及与脏腑经络的内在联系，以利正确诊断与治疗。

一、望　诊

望诊要求充足的自然光线，应从不同的角度仔细观察全身和局部疮疡的各种变化。

1.**望神气**　精气充足则神旺，精气虚衰则神疲。外疡虽重，神气尚佳，说明预后良好；反之，外疡表现虽不严重，而神气萎靡不振，说明正气趋向衰弱，预后多为凶险。正如《洞天奥旨》所说：疮疡"形容憔悴，精神昏短，身形缩小者死兆也。"又说："奇痛而有神气，此生之机也。"（见清代陈远公著：《洞天奥旨外科秘录》）

2.**望疮色**　疮疡局部的色泽变化，一般而论，皮色红多为热证，属阳；皮色白多为寒证，属阴；青紫色为瘀血，褐黑色多为死肌。阳证肿疡乃红肿高突，若突然疮陷色褐，可能为内陷走黄，阴证溃疡，疮色紫暗，时流污秽脓水，则是难敛、难愈的先兆。

3.**望形态** 形态的异常，有时能测知病变部位。附骨疽、流痰之类疾患，病人常是跛行；龟背痰、肾俞痰之类，多为驼背，若愁眉苦脸则是疾病痛苦的表现。

4.**望舌苔** 舌质可以反映脏气的情况。浮胖为虚，苍老为实。有津液，病主表，无津液，病主里。苔为舌质上浮起的一层污垢，常能窥测疾病深浅。白苔主表。白而薄为风寒，白而燥为温邪，苔白微腻为湿。黄苔主里。微黄而薄是表邪将入里证之象，黄而燥是邪在阳明，黄而厚并起黑刺者多是毒热内陷营血。苔灰黑而有津液多为虚寒。

二、闻　诊

闻诊包括听病人声音和嗅脓水以及其他分泌物气味。

1.**闻气息** 大凡疮疡毒热内陷或内攻时，常是声粗气急，谵语狂言，如疔疮走黄。外疡酿脓欲溃阶段，常因剧烈疼痛而呻吟呼号。疮疡溃后，气息低微，常是正不胜邪的虚候。

2.**闻脓浊** 痈疽溃脓，脓液无异常气味，病在表浅，易愈；脓液腥臭难闻，病在深里，难痊。若在胸胁，腹部溃疡可闻蟹泡声和臭气者，则是透膜的见证。疮疡未溃，呕吐恶心，是胃气素虚，邪气内攻；疮疡已溃，作呕而吐，秽声不绝，是胃阳虚败的象征。

三、问　诊

问诊包括询问患者过去病史，现在病情，以及直系亲属中有无类似疾病等。在询问过程中，态度要和蔼，语言要亲切，敦促病人和家属乐意将病情如实反映出来。

1.问病由　致病之因，有下列种种情况。譬如：七情内伤，多愁善感者，易患郁证，如乳中结块，易变癌肿，手指被竹签或鱼骨刺伤，易生指疔，感受疫畜之毒，更要提防发生疫疔；皮肤发痒，多与骤进鱼虾、海鲜有关。

2.问寒热　外疡初起，憎寒壮热，疮形发起，是大毒内发，外感风邪所致。若寒热迁延不退，疮形逐渐高突，这是酿脓现象。疮疡溃后，仍有寒热不退，可能为邪毒未去，正不胜邪之象。

3.问旧疾　在患外疡的过程中，若有消渴旧疾存在，测知病情难愈，若素有痨瘵者，又染上瘰疬、痔瘘，治愈则较困难。

4.问饮食　患外疡饮食如常者，病轻；不能食者，病重；疮疡溃后，食欲不振者，常是脾胃虚弱，或系疔疮走黄，疽毒内陷的征象。

5.问二便 大便秘结，小便短赤浑浊，为火毒湿热内聚；小便清长，大便溏薄，系寒湿内蕴。若口渴引饮，饮后仍不解渴，小便频数者，是为消渴，要提防发生大痈。

6.问月信 妇女经潮前，临床体征加重明显者，一由冲任二脉失调，一由血热扑肤。对妊娠治疗，行郁活血之品宜少用或慎用，否则有碍孕妇和胎儿。

四、切　诊

切诊包括脉诊和触诊两部分。

1.脉诊 轻浅外证，局部形症可查，不必脉诊。但是，痈疽大证，则应重视脉诊，以判断预后。这是因为：痈疽有形之病，目可得而识。然其真元虚实，治法补泻，不切脉怎么能知道呢？因此，在临证中，要分辨八种主要类型脉象。现分述如下：

（1）浮脉：轻举得皮面为之浮。浮而有力为风邪在表，浮而无力为气血不足；溃后脉浮多为元气外泄，正虚而邪未去。

（2）沉脉：重取须沉求为之沉。肿疡脉沉，邪气深闭；溃疡脉沉，遗毒在内。

（3）迟脉：三至以下为迟。肿疡脉迟，多是寒邪内蕴，气血虚衰，溃疡脉迟，多为脓毒已泄，邪去正弱。

（4）数脉：五至以上为数。肿疡脉数为热或是酿脓；溃疡脉数，邪盛正衰。

（5）滑脉：脉走如珠，往来流利。肿疡脉滑而数，为痰为热；溃疡脉滑而大，为血热未退，或痰多气虚。

（6）涩脉：来往艰难，参差应指。肿疡脉涩，实邪窒塞，气血凝滞；溃疡脉涩，气血不足。

（7）大脉：指下极大，来盛去衰。肿疡脉大为邪盛正实；溃疡脉大为病进，其毒难化。

（8）小脉：微而常有，丝线应指。不论溃疡、肿疡，凡见脉细小，大都属于气血两虚。

总之，临证诊脉，必须辨别有力与无力，有余与不足。未溃应见有余之脉，说明邪实；已溃应见不足之脉，说明邪去正衰，这些都是正常的现象。诊脉仔细，才能为处方用药提供可靠依据。

2.触诊　触摸疮疡可从局部的冷热、软硬和有脓无脓来判断病情演变。大凡阳证，局部触诊多为高肿焮热，阴证局部多平塌不热。触之坚硬如石，多为癌症；触之松软如棉，多为气凝；疮顶按之应指为脓成，按之木硬为无脓。

第二章　外科四辨

　　历代外科专著都重视疮疡的阴阳、善恶、顺逆、经络、气血以及肿、痛、脓、痒的辨识。此因阴阳是分辨外症属性的大纲，善恶、顺逆是判断疮疡预后的好与坏，肿、痛、脓、痒是分析外症演化的依据。因此，凡诊视痈疽施治，必须先审阴阳，是医道纲领。阴阳无谬，治焉有差。医道虽繁，可以一言以蔽之，阴阳而已。

一、辨阴证阳证

　　疮疡必须分辨阴阳。阴阳分辨又要审辨具体症情，如阳证必热、必实，疮形高突而肿起，色泽纯红，溃烂而多脓，收功容易；阴证必寒、必虚，疮形低平而陷下，疮色晦黑，初起必痒，溃烂多渗污血，收功缓慢。

二、辨善恶顺逆

"五善七恶"学说始于《圣济总录》（1111-1117年），经历代医家临床验证，均认为对判断疾病预后很有价值。所谓"善"是佳兆，"恶"是坏象；"顺"是一般病态，"逆"是严重病变。因此，善恶多指全身症状，顺逆则指局部情况。判断疮疡预后，既要观察局部顺逆，又要参合全身善恶，对两者进行综合考察，方才诊断全面准确。

1.五善　一善，起居安适，无躁动之状；二善，二便如常，无诸痛苦；三善，服药奏效，肿消脓泄；四善，神清气爽，语音宏亮；五善，纳谷知味，口无大渴。

2.七恶　一恶，口渴呼饮，烦躁不常，腹中时痛，口中时渴，大便作泻，小便成淋；二恶，脓少血多，不肿而痛，皮肉腐败，臭气难闻，疮口低陷，沿开广阔；三恶，喘粗气短，不足以息，恍恍惚惚，如见鬼祟；四恶，黑睛紧小，白睛青赤，常多斜视上视；五恶，手足无措，神气昏暗，面目炭色；六恶，见食厌恶，服药呕吐，不能饮食；七恶，声哑面肿，鼻黑唇青。

3.顺证　初起，由小而大，疮顶晕活，焮赤疼痛，根脚不散。已成，顶高根收，皮薄光亮，易脓易腐。溃后，脓液稠厚黄白，色鲜不臭，腐肉易脱，肿消痛减。收口，疮面红活鲜润，新肉易生，疮口易敛，知觉正常。

4.逆证　初起，形如黍米，疮口平塌，根脚散漫，不痛不热。已成，肿硬紫暗，不脓不腐，疮顶软陷。溃后，皮烂肉坚无脓，时流血水，肿痛不减。收口，脓水消稀，腐肉虽脱，新肉不生，色败臭秽，疮口经久难敛，疮面不知痛痒。

在临床中，既使见到顺证，也不能忽略大意，应当提防转变成恶证、逆证。反之，见到恶证、逆证，也不要惊慌失措，应当正确辨证，及时治疗，促使转为善证、顺证。

三、辨肿痛脓痒

1.辨肿　肿是疮疡常见的局部体征，肿势的缓急，聚散的形式，是诊察外疡虚实轻重的客观依据。《黄帝内经素问·生气通天论篇》说"营气不从，逆于肉里，乃生痛肿"。辨疮肿主要有三：第一，局部红肿高突，根围收束多为实证、阳证，漫肿平塌，散漫不聚，是属阴证。前者病势急暴，变化迅速，后者病势缓慢，亦多难痊。第二，肿的原因很多，有火、寒、虚、实、痰、气、湿、风、郁结、瘀血等。在临床实践中，应根据致肿原因，加以详细辨别。第三，部位：肿势发生在肌肉丰满之处，常大而不明显，若发生在皮薄肉绕之处，肿形虽小，而根浅宣浮。

2.辨痛　古人谓："不通则痛，通则不痛"。痛的发生是气血壅滞不通所致。疼痛增减，常系病情进退的标志。作痛原因，不外乎寒、热、虚、实、脓、瘀、风、气等，在临床中，必须仔细分辨。肌肤微痛，病浅，筋骨重痛，病深。痛而喜按，按则痛减为虚，痛而拒按，按之痛甚为实。痛得暖则减，为寒；痛遇凉则减，为热。痛如鸡啄为酿脓之兆。痛无定处为风，攻痛无常为气。

3.**辨脓** 《灵枢经·痈疽篇》"大热不止，热胜则肉腐，肉腐则为脓。"疮疡脓出，是正气载毒外托的现象，古人素有"疮疡以脓为宝"之说。辨脓的有无、深浅，是外科诊治的重要环节。辨脓主要包括脉象、痛征、波动、热型、形态、形质、色泽、气味等方面。《外科理例》说："若脉紧而数，为脓未成，紧去但数，为脓已成。"（明代汪机编著：《外科理例》，人民卫生出版社1963年6月第11版）按之不甚痛，脓未成；按之即复，痛者为脓已成；按之不痛俱硬者，瘀血也；俱软者，湿水也；按之陷而不起者，脓未成；按之软而随手起者，脓已成；按之四畔俱软，脓大成。再则以手按在肿疡上，热者有脓，不热无脓，疮顶薄皮剥起，轻按便痛，脓浅；肿块坚硬，重按方痛，脓深。脓水稠厚，是元气充足；反之脓水淡薄，是正气虚弱。脓稀似粉浆污水，或夹有败絮状物质，色晦臭腥，皆气血衰竭的败象。脓色明净，为气血充足；脓液黄浊，为气火有余；脓色绿黑稀薄，为蓄毒日久，可能损筋伤骨；脓液略带腥味，其质稠厚，多为顺证；脓液腥秽恶臭，其质稀薄，多为逆证。脓泛蟹沫，为内膜已透，每多难治。

4.**辨痒**　痒的成因与虚和风有关。在肿疡、溃疡和皮肤病中，痒之感觉经常可以遇见。肿疡发痒，多见于疔疮初起，是毒热炽盛之象。溃疡作痒，多由于护理不善，或脓区不洁所致；亦有少数为气血渐充，即将收口之象。皮肤病发痒的原因很多，通常有风、湿、热、虫、血虚等数种。譬如，风淫作痒，痒在遍身，抓破血溢，随破随收，不至腐烂。湿淫作痒，浸淫四窜，滋水淋漓，表面蚀烂，或越烂越痒。热淫作痒，皮肤焮红，多在暴露部位，甚则堆积成片。虫淫作痒，状如虫行皮肤之间，其痒剧烈，常有传染。血虚作痒，痒感夜重，皮肤干燥，并有鳞屑脱落。上述痒感并非孤立，在辨证过程中，要注意分析孰轻孰重，不可拘泥不化。

四、辨经络气血

1.**辨经络**　《洞天奥旨》说："五脏六腑，各有经络，脏腑之气血不行，则脏腑之经络即闭塞不通，而外之皮肉即生疮疡矣"。由此可见，疮疡的发生与传变，都与经络密切相关。以病因而论，不论外因、内因，均可引起经络阻塞，气血凝滞，发为疮疡。同时，古人也认为经络最虚之处，便是客邪之地。从传变来讲，体表疮毒，由外传里，内攻脏腑；内脏病变，由里传表，外达体表而生疮疡，所有这些，都是通过经络传导。所以《医宗金鉴·外科心法》说，"痈疽原是火毒生，经络阻塞气血凝"。这就揭示了疮疡发生与经络的内在联系。

2.**辨气血**　人身气血循环全身。一旦外感内伤，均能导致局部气血凝滞，阻于肌肤或者留于筋骨而发生疮疡。发生痈、疽、疔、疖、流痰等症，无不与气血凝滞有密切关系。同时，气血的盛衰还能直接影响疮疡的发起、溃破、收口以至预后。气虚者难以发起、溃破；血少者难于生肌收口；若气血充足，疮疡不仅易于发起，而且收功迅速。

第三章 治法撮要

《疡科纲要》说："治疡之症，能精明乎内科治理，而出其余绪，以治外疡，虽有大证，亦多应手得效。"（张山雷撰：《疡科纲要》上海卫生出版社1958年7月第15版）这就说明，治疗外疡，必须精通内科治理。在此基础上，加上各种外治方法，就能取得较好效果。

一、内治法

疮疡之生，有初起、脓成、溃后三个阶段，在治疗中，也要分别运用消、托、补三法。所谓消法，是用药物促使初起肿疡消散，免遭溃脓和开刀之苦；所谓托法，是用补益气血的药物托毒外泄，以防内陷；所谓补法，是用补益药物扶助正气，促使伤口早日愈合。由于外疡病情复杂，在具体应用内治法中，又各不相同。现分述如下：

1.解表法 用发汗药物使留滞在肌表之毒邪随汗而泄。《内经知要》曰："其在表者，汗而发之"（明代李念莪辑：

《内经知要》，人民卫生出版社出版）就是这个意思。解表法有辛温和辛凉之分，凡疮疡焮红肿痛，恶寒轻，发热重，口渴，小便黄，用辛凉解表法，选方银翘散[1]、牛蒡解肌汤[2]、疮疡肿痛、恶寒重，发热轻，无汗，身痛，口不渴，用辛温解表，选方荆防败毒散[3]。但应注意：疮疡溃久，体质虚弱，即使有表证存在，也不能过汗。因为汗出过多，体质更虚，常会引起痉厥亡阳之变，所以《伤寒论》说："疮家，虽身疼痛，不可发汗，汗出则痉"（汉代张机撰：《伤寒论》，上海科学技术出版社1983年4月第11版），必须加以注意。

2.**通里法** 《薛己医案》说："其邪在内，当先疏其内，以下之。"（明代薛己著《薛氏医案选》，人民卫生出版社1983年4月第一版）就是用泄下药物使蓄积在脏腑的毒邪，得以疏通排出，达到治病的目的。通里法有攻下和润下两种。凡邪热在内，蕴结不散的疮疡实证、热证、阳证皆可通下，选方内疏黄连汤[4]。凡疮疡阴虚火旺、肠燥便秘者，宜润下，选方润肠汤[5]。但对于年老体弱、孕妇不可错投攻里方剂，以免发生正虚毒陷的流弊。

3.**清热法** 清热法是外科的主要治法。用寒凉药物使内热得以消解，实质上为一种解毒之法。凡是实火毒热见证所致的痛，有些疽、疔、疖，不论初起、脓成、溃后阶段，均可用清

注：以下文中所标角注的参引处见P142页附方。

热解毒法。毒热在气分的实证，表现为疮疡红肿焮痛、发热、口渴喜饮，宜苦寒泻火法，选方黄连解毒汤[6]。毒热在血分的实证，证见高热、烦躁，皮肤焮红，宜凉血清热法，选方犀角地黄汤[7]。此外，毒热内陷或者疔疮走黄所致的神昏谵语，可用清心开窍法，方选安宫牛黄丸[8]、紫雪丹[9]。但清热药多为苦寒，中病即止。不可过剂，以防损伤胃气。

4.**温通法** 用温经通络的药物，促使阴寒凝滞之邪得以消散，主要用于治疗阴疽之类的疾患，选方阳和汤[10]。若阴虚有热者，不可使用，以免助火劫阴，变生他证。

5.**祛痰法** 痰虽不是疮疡的主因，但液聚成痰，多能导致气机阻滞，发生瘰疬、乳癖、流痰等疾病。祛痰法分为疏风化痰，适用于痰毒（颈痛）结块肿痛，寒热交作，选方牛蒡解肌汤[2]。解郁化痰，适用于气滞挟痰、瘰疬、乳癖，选方逍遥散[11]和二陈汤[12]。养荣化痰，适用于体虚挟痰、瘰疬溃后阶段，选方香贝养荣汤[13]。

6.**理湿法** 湿邪以挟热多见，挟风次之，挟寒又次之。因此，理湿法往往要结合病情，分别配合清热、祛风、散寒才能达到治疗目的。若湿热交并所致的湿疹、臁疮，宜清热利湿法，选方二妙丸[14]或萆薢渗湿汤[15]。风湿袭于肌表所致的顽癣，宜除湿祛风法，选方豨莶丸[16]。寒湿引起的附骨疽，宜散寒化湿法，选方独活寄生汤[17]。理湿之药皆能伤阴，故对阴虚体弱者，要慎重使用。

7.内托法　托法在外科中十分重要。《外科精义》说："凡为疡医，不可一日无托里之药"。（元代齐德之著：《外科精义》，人民卫生出版社影印本）在实际应用中，分透托与补托两种，凡脓肿已成，正旺毒盛，尚未溃破，宜透托法，选方透脓散[18]。若毒势方盛，正气已虚，难以托毒外出，或溃后脓水稀薄，久不收功，宜补托法，选方托里消毒散[19]。肿疡初期，透托法不宜用之过早，早用则使尚未成脓的肿疡即易蒸脓，不能内消；若补托法用在正实邪盛阶段，不但无益，反会滋助病邪而犯实之诫。

8.行气法　《疡科纲要》说："疡之为病，必肿必痛，其故无他，气血壅滞，窒塞不通而已，所以消肿止痛，首推行血行气为必要之法。"气分郁滞所致的疮疡，常为肿块坚硬，不红不热，并有随喜怒而消长之象，宜行气解郁法，选方疏肝溃坚汤[20]。但是，行气药多为香燥辛温，容易耗气伤阴，气虚阴伤或火旺者，均要慎用或禁用。

9.和营法　当病邪遍阻经络所致的痈肿，其部位在内外之中者，应以和营法为主。譬如：外伤瘀阻，宜和营祛瘀法，选方活血散瘀汤[21]。体虚寒邪侵袭所致的冻疮，宜养血和营法，选方桂枝加当归汤[22]。和营药品多为温热，凡火旺、气血亏损均不宜用，以免助火伤血。

10.补益法　补益法分调补气血、补阴、助阳三种。主要用于气血不足，以及所表现出来的阴虚、阳虚疮疡等证。若疮疡溃后，脓水清稀，久不收敛，宜调补气血法，选方八珍汤[23]。若形瘦色悴，口干咽燥的阴虚证，宜补阴法，选方六味地黄汤[24]。若疮疡溃后，肉色晦暗，新肉难生，肢冷脉沉，宜助阳法，选方桂附地黄丸[24]。在拟用补益之法中，应当注意一定法度。一般来讲，火毒未清而见虚者，以清理为主，佐以补益，忌大补，以免毒邪留滞或余毒复炽；若元气虽虚，纳谷不香，应先健脾，后进补益，千万不能在毒邪炽盛、正气未衰的情况下，施用补法，这样反会助邪为害。

11.养胃法 《疮疡纲要》说："其尤要者，则扶持胃气，清养胃阴，使纳谷旺而正气自充，虽有大疡，生新甚速"。这说明养胃法在疮疡的调理阶段十分重要。若溃后兼见纳呆食少，宜理脾和胃法，选方香砂六君子汤[25]。若胸闷欲吐，胃纳不振，宜和胃化浊法，选方二陈汤[12]，加竹茹、麦芽。若纳谷不香，舌红无苔，宜清养胃阴法，选方益胃汤[26]。

上述内治方法，各有特点，在具体应用中，应当灵活掌握。当病情复杂时，对外疡之治，应正本清源,相兼并顾，十分紧要。

二、外治法

外治法是指在局部施用药物或者火针之类。这种疗法，对大部分病例疗效可靠。特别对危毒大症，更不可少。因此，徐灵胎说："外科之治，最重外治"，讲得很有道理。

应用外治法，既要根据病情发展不同阶段，选用不同外治方法；又要根据不同部位和体质，采用不同处方。

1.围药　古时称"敷贴"，现称箍围药。将一定性能的药，调成糊状，涂敷患处，使其根盘收束，疮毒集聚，促使轻症疮疡易于消散，重症也能早日成脓或穿溃。

（1）适应证：肿疡初起，或脓已成未溃，既溃之后，余毒未化，仍有肿硬不散者。

（2）用法：根据病情需要，首先分辨阴阳，或半阴半阳三个不同的症候。

凡疮疡初起，红、肿、热、痛的一切阳证，用如意金黄散[27]、消毒散[28]，蜂蜜调敷。在具体应用时，又要分别对待，如乳痈红肿灼热，剧烈疼痛，体质虚弱者，用麻油调敷，以减轻药物刺激皮肤；暑疖则用鲜丝瓜叶捣烂取汁，加少量植物油调敷患处，清热解毒，消肿散结较好。若见疮形平塌，不痛或隐痛，来势缓慢之阴证，用回阳至龙膏[29]酒调敷。若见疮形似肿非肿，似痛非痛，微红微热半阴半阳症，用冲和膏[80]醋调敷。

大凡醋调，取其散瘀解毒；酒调，取其温通以助药力；葱、姜、韭、蒜捣汁调敷，取其辛香散邪；蜂蜜、鸡子清调敷，缓和药物刺激皮肤；油类调敷，有润泽肌肤作用。疮疡初起，敷药范围要略大于病变面积；若溃后余肿未消，只宜敷其四周，不要完全涂布；阴证和半阴半阳证，一日之内，可敷数次。

（3）注意事项：疮疡初起应分辨阴阳。阳证不可用热药，以免助长火毒，阴证当忌凉药，防其寒凝不化；疮面溃破，箍围药粉不可接触疮口，避免刺痛。

2.**膏药** 古时称为"薄贴"。是按照一定处方，将药物置于油中煎熬而成。但也有不用煎熬，经捣捶而成。凡疮疡不论未溃、已溃均可选用。由于它应用范围广，收藏、携带方便，既经济，又节约，实为广大群众所乐用，特别是在广大农村，更有其实用价值。

（1）适应证：小疮小疖，无论已溃与未溃，用鲫鱼膏[31]；阴证，结块不化，用阳和解凝膏[32]；疮面无脓水，用万应膏[33]；疮面已愈，遗留硬结不化，用消核膏[34]。

（2）用法：将膏药放在酒精灯上烘软揭开，再视具体情况将掺药放在膏药中心，趁热从下而上顺次地贴在患处，周围贴紧，勿透风或漏药，每天更换一次，未溃或阴证贴之，取其消散，可3～4天换一次。

（3）注意事项：少数病人贴膏药后，发现丘疹，水疱，瘙痒，此种现象称为"膏药风"。说明药物对皮肤有刺激性，应立即停用，并及时诊治。然后再视具体情况，酌情选用膏药。其次，膏药厚薄应当均匀，既不能稀软流出，又不能干枯坚硬。熬膏药时，一定要掌握好火候。

3.掺药　又称散剂、粉剂，将各种药物研成极细粉末，再按照一定处方配制而成。对于直接作用于疮口的药粉，必须要求"水飞"乳极细，避免引起疮面刺痛。

（1）适应证：掺药种类多，应用范围也广。现简介如下：

①消散药：具有消散作用。掺在膏药中心，贴于肿处，促使痛肿之毒得以移深出浅，达到消散目的。常用药有冲和散[35]、丁桂散[36]、内消散[28]。

②提脓祛腐药：具有提脓祛腐作用。使疮面脓腐得以早日排除，或脓栓迅速脱落，常用药有三仙丹[38]（一名提脓散）、九一丹[39]。

③腐蚀药：具有腐蚀恶肉作用。直接掺在疮面上，能使不正常腐肉枯脱，常用有白降丹[41]。

④生肌收口药：能促使新肉生长。常用于脓水将尽，新肉红活，长肉收口较为缓慢者。如生肌散[42]、冰石散[43]等，不论阴证、阳证，皆可通用。

⑤其他：部分皮肤瘙痒或有少量渗液，外扑甘石散[44]、石决明散[45]，有较好的干燥止痒效果。

（2）注意事项：对丹药过敏者，应予注意。药粉质量一定要按照要求去做，否则用于溃疡，容易引起刺痛，甚至难以发挥药效。白降丹之类腐蚀药，在上药前应告诉病人，该药在24小时内有剧烈疼痛反应，不要因此而惊恐或中辍治疗。

4.**油膏** 俗称"软膏"。将研好的药粉和油类搅拌，或者煎熬而成。油膏的剂型很多，要根据实际情况分别选用。

（1）适应证：新鲜疮面盖黄连膏[46]，浸淫滋水，瘙痒难忍，敷硫黄膏[47]或掺甘石散[44]配合使用，疮面新肉未生，日久不收，外贴玉红膏[48]；皮肤干燥发痒用黑油膏[49]薄薄涂擦患处。

（2）注意事项：摊贴软膏的大小，应与疮面范围恰当为宜，皮肤湿烂，软膏应薄而勤换，以免脓水浸淫皮肤，不易收燥。

5.**药捻** 又称药线。制作药线材料主要用皮纸，也可用棉花、丝线等。按照需要将皮纸裁成各种长、短、宽、窄的不同的纸条，搓成绳状，在其表面均匀地涂上糊精，然后放入药粉中滚裹，阴干备用。

（1）适应证：用于痈疽溃后，疮口小而深以及各种瘘管。凡脓水稠厚，排出不畅的，用提脓散药捻[38]或黄升丹药捻[50]。若脓水清稀，腐肉难脱的，可酌情用白降丹药捻[41]，待其瘘管扩大，再换提脓丹药捻[38]，直到腐尽肉生。

（2）注意事项：药捻顺着瘘管方向轻巧插入，到底部后，稍微抽出少许，折于疮口外面，上贴膏药或油膏盖贴固定，1~2日更换一次。在脓水较多，浸渍周围皮肤湿烂发痒者，可涂紫药水，继续用药捻治疗。

6.**熏洗药** 古称"溻渍法"，是用药物加水煎熬取汁，待温，供局部外洗、沐浴、湿敷。《外科大成》说："以软帛叠成七、八重，勿令太干，带汤覆盖疮上，两手轻盈旋按片时，帛温再换，如此洗按四、五次。流通气血，解毒止疼，去瘀脱腐，此手功之要法，大疮不可缺也。"（清代祁坤编著《外科大成》上海科学技术出版社1958年10月第1版）。

（1）适应证：皮肤瘙痒，特别是下部阴痒等疾，用蛇床子汤[51]、路路通方[52]；若全身发起风疹块者，用樟木刨皮，红土等分，水煎熏洗，有祛风止痒作用。总之，以安抚止痒为主者，多用辛温、辛热发散之类的中草药；若以清热解毒杀虫为主者，多用苦寒泻火之类中草药；抑制滋水流出为主者，多用苦寒、酸涩之类中草药。

（2）注意事项：药液要新鲜，最好是随煎随用，温度要适当，太热易烫伤，太凉则药力不足，外敷药物在高低不平的部位，如耳后、肛门、阴部，敷料要紧贴患处，方可奏效。

【徐评】

单老在临床上对外治法常告诫我们有四点：

一是视疮疡分清阳证、半阴半阳、阴证。阳证红、肿、热、痛用如意金黄散，最好用蜂蜜调糊，不主张用凡士林调；阴证满、肿、平、塌用回阳玉龙膏；半阴半阳用冲和膏。

二是薄贴分病之浅深，疮疡浅者用安庆鲫鱼膏，一日一换；深者用阳和解凝膏，三至五天一换。若在敷贴患处出现红肿流水痒重，称之为"膏药风"，应立即停用，用马齿苋浓煎取汁湿敷。

三是药捻引流效果较之橡皮或纱布条引流为好。但搓捻药线时要注意两点，首先将细质皮纸裁成2厘米宽，20厘米长，搓成细绳状。次之，具体做法是在皮纸外涂上一层浆糊，然后在红升丹或九一丹粉中往返搓紧，裹满药粉，阴干，不能暴晒在太阳光下。

四是白降丹提取阴寒死肉，甚有效果，但在创面上洒布白降丹，患者常有剧烈疼痛，难以忍受。此时可用煅石膏粉与白降丹，按5∶1的比例混合外用，可减轻病者痛苦。

三、火针疗法

火针疗法属于针烙范围。主要用于阴寒外证，具有破坚散结的功用，对于一般浅表疮疡或阳证，则不相宜，误用有损伤肌肤筋骨的可能。《外科精义》说："针烙之法，实非小端，盖有浅有深，有迟有速，宜与不宜，不可不辨。盖疽肿皮厚口小，肿多脓水出不快者，宜用针烙；疖皮薄，惟用针以决其脓血，不可烙也。"在临床中，凡遇阴寒凝滞外证，多用火针刺于患处，常有转阴为阳，促使脓化毒出。现将使用方法介绍如下：

1.器械

（1）火针、酒精灯、火柴、消毒干棉球、75%酒精湿棉球、火罐。

（2）火针规格：火针分针尖、针身、针柄三部分。由不锈钢针做成，长7.5厘米，粗0.1厘米，针柄另用银丝缠绕，长约3.5厘米（见图1）。

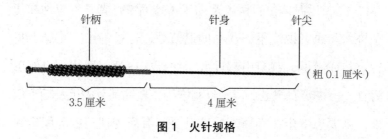

图1 火针规格

火针要有一定的规格，粗细长短适宜，针身细则体软无力，火烧红后容易变弯，难以刺进硬核；针身粗，刺入硬核时疼痛较重。

2.术前准各 火针疗法是将针烧红，直接刺入患处，达到散结的目的。部分患者见针烧红，精神紧张，甚至恐惧，常常不能与医者密切配合。施术前一定要做好下面四项工作，保证本疗法顺利进行。

（1）宣传说明：向患者介绍本疗法功效，消除不必要的顾虑和恐惧心理，加强治疗信心。在实践中，只要把宣传说服工作做好，即使是青少年患者，也乐于接受。另外，为了分散患者注意力，在针刺时，嘱其咳嗽一声，这样既克服疼痛，又冲淡了恐惧心，对本疗法来讲，很有帮助。

（2）熟悉解剖：火针直接刺于患处，对局部解剖应有一定了解。总原则在指下要能辨别动脉搏动，如颈总动脉、颌外动脉、颌下动脉、锁骨下动脉、腋动脉等。在针刺时，应将上述动脉向左右两侧推开，避免因针刺入而引起出血。

（3）术时体位：医者及助手（持酒精灯者），应站在便于施术和患者视线不能达到的遮蔽处，这是为了防止患者见针烧红而恐惧，甚至引起昏厥。如硬核在颈部两侧，以侧卧为宜，核块暴露明显，便于针刺准确，核在锁骨附近及颏下等处，则要患者坐在靠椅上，使其身体有所支柱，容易固定硬核，便于施针。

（4）消毒步骤：在施针前用75%酒精由内向外擦净患处，待其干后再施针术。若溃破有脓液，先用生理盐水消毒湿棉球，洗涤脓垢，然后施针，术后再按溃疡处理。

3.施术步骤

（1）固定硬核：医者用手探明硬核深度，避开血管，用左手拇、食两指将核卡准固定，让硬核充分暴露。

（2）深浅适宜：硬核固定后，右手持针，放在酒精灯上烧红，然后速进速出地刺入核心的三分之二。刺之太深，伤害好肉组织，太浅不能达到预期效果。正如《医宗金鉴·外科心法》所说："皮薄针深伤好肉，肉厚针浅毒犹存"（清代吴谦等《御纂医宗金鉴》，上海广益书局印行）。至于每个硬核一次针刺的多少，要视核的大小而定，核大的可连刺2～3针，小的一针即可。针刺时间以2～3天一次为宜。

（3）注意事项：针刺时，应注意避免发生以下情况：针刺硬核时，要避开血管，以防血管破裂，个别患者，火针刺入颈部瘰疬后，引起同侧上肢或手背麻木，或不能高举，可配合针刺疗法，如针刺肩髃、曲池、合谷等穴，可使恢复。

4.术后处理　火针刺后，硬核化脓可酌情加用火罐拔出脓毒瘀血，然后掺用提脓药，盖消核膏[34]，未溃则用冲和散[35]洒于阳和解凝膏[32]上贴之。

附：火针治疗64例瘰疬的临床观察

瘰疬，现代医学称之颈淋巴结核，是一种顽固的慢性疾病，多发生在颈项两侧及下颌淋巴结处，有时蔓延到颈下、锁骨上下窝及腋窝等处。初发时，患者并无明显感觉，仅在淋巴结触及一个至数个肿块，不痛不红，起居饮食以及生活工作均无大碍，因此往往被人忽视。日久逐渐增多长大，在大的附近出现小核，故称之"母子疬"，若链接成串，累累然如串珠之状，故名"瘰疬"。有的经过一段时间，逐渐软化酿脓，终至溃破成疮，称之"鼠疮"。

瘰疬之名，始见于《内经·寒热篇》："寒热瘰疬在于颈腋者，有何气使然？岐伯曰：此皆鼠疬，寒热之毒气也，留于脉而不去也"。《金匮要略》也指出"马刀挟瘿皆虚劳得之"。《石室秘录》也说"有生痰块于项，坚硬如石，久则变成瘰疬，流脓出血，一块未消，一块又起，未几又溃，或耳下缺盆，或肩上或胁下，有串走之状，如鼠之穿穴也，故名鼠疮，盖此证多起于痰，痰块之生，多起于郁，未有不郁而生痰，无痰而成瘰疬者也"。以上描述本病的演变过程，其中包括发病因素有痰湿、风热、气毒结聚皆为外因；悲怒忧思，谋虑不遂是重要的内因。

祖国医学对瘰疬的治疗方法多种多样，内治法重在内消；外治法有墨针、腐蚀药、药线灸法等，其目的在于软坚散结，通经活络。治疗方法虽多，疗效不是十分满意。我科采用火针疗法，兼用内服药物，从长期观察，较之其他疗法确有独特的效果。现将64例观察介绍如下：

【疗效分析】

1.性别：男性22例，女性42例。

2.年龄：10岁以下者6例，11～20岁者11例；21～30岁者19例；31～40岁者 12例；41～50岁者12例；51～60岁者4例。

3.患病年限：半年之内者16例；半年至一年者8例，一年至两年者12例；二年至三年者12例；三年至五年者10例；五年以上者6例。

4.治疗次数：火针十次以内者37例；十至十五次者12例；十六至二十次者7例；二十次以上者8例。

5.疗效统计：痊愈者18例，好转者43例，无效者3例。

【疗效标准】

1.痊愈：火针治疗后，瘰疬结块逐渐消失，直到摸不到小核或溃后愈合。

2.好转：火针治疗后，硬核逐渐软化或缩小，有少数患者局部胀痛不适，颈部活动欠灵，后经针灸治疗后能活动如常。

3.无效：用火针治疗已达十次，病情未见好转，或中断治疗。

【典型病例】

1.病案举例：吴××，女性，36岁，1959年3月初诊。

颈下发现硬核年余，曾在某联合诊所用中、西医治疗2个月，现颈下有大小硬核各一枚，大者如桂圆，小者如蚕豆，不红不痛，亦无全身症状。诊断为"瘰疬"。

2.治疗经过：火针疗法，同时内服小金丸。火针三次，大核变软，小核仅有痒感；续用火针四次，在4月24日核见缩小，仅有一处溃破出脓，外用九一丹盖阳和解凝膏。继续从溃口旁用火针治疗，但因头昏不适，改服人参养荣丸以调补气血。如此经治疗月余，5月26日疮口结痂而敛，肿处渐消，核亦渐小，又用火针四次，至6月25日，硬核全部消退而愈。

【经验与体会】

1.火针治疗每周2次，3个月为一个疗程。部分因各种原因不能按时治疗，若继续坚持仍然可获效果。

2.火针可使硬核萎缩或软化或消散，部分病例还可收到改善全身症状的效果；部分硬核不红不痛，经火针治疗后，硬核逐渐软化，皮肤潮红疼痛，这是由阴证转为阳证的现象。

3.部分身体虚弱者应本着辨证论治的法则给予内服药，减轻症状，增强体质，使之病情好转，有利于辅助火针不足之处。

4.部分患有严重心脏病、神经衰弱者以及儿童，火针疗法必须审慎从事。

5.火针疗法较为经济简便，随处可行，不仅可解决瘰疬之类的顽固疾患，节省药物，而且可减轻病人的经济负担，即使在广大农村基层医疗中也是值得推广的一种疗法。

6.在火针治疗中，如果出现化脓溃破，可按中医外科常规用的外治法换药。

7.对部分患者的硬核是否属于结核性，由于当时的历史环境未作病理检查，引为缺憾。

中篇

医案选萃

第四章　痈

一、发　背

王××,女性,70岁。

【主证】在一周前,背脊部发现一个形如粟米大小的疖肿,并未注意。数日后,肿势日渐扩大。就诊时,疮形红肿,根盘波及范围尺许;疮顶已溃,状如蜂窝,脓栓不易脱落。自述剧烈疼痛,彻夜不得安卧,食欲不振,大便干结,四日未行,小便黄赤。诊脉浮数有力,舌质红,苔薄黄。

【辨证】年高体弱,气血虚损,毒热壅于肌肤,无力外托,故疮溃数日,脓毒难以泄出。可喜之处是脉数有力,说明元气尚未衰竭,仍有鼓邪外达之兆。

【治法】清热败毒,散瘀活血。

【处方】仙方活命饮加减。

当归尾、制乳没各6克,赤芍、蒲公英、皂刺、豨莶草、甲珠各10克,银花12克,大黄4.5克,川黄连、甘草各3克。

局部用提脓散[38]均匀地掺在疮顶脓栓处，外盖万应膏[33]；疮周红肿用如意金黄散[27]，麻油调成糊状外敷，每日1～3次。

二诊：两天后，肿胀疼痛略有减轻，大便通调，肿势已被围箍，夜间尚能入睡片刻，食欲也略有振奋，说明毒热外泄，元气渐复，再拟托里化毒之剂。

【处方】

黄芪、党参、赤芍、豨莶草、甲珠各10克，归尾、浙贝母各6克，银花12克，陈皮4.5克，甘草3克。

在脓栓处插入提脓散药线[38]六处引流，深者5分，浅者2分，外盖万应膏[33]；疮周红肿用冲和散掺在消炎膏[53]上敷贴，每日换药一次。

三诊：三天后复诊，脓毒大泄，疼痛减轻，食进有味，夜能安睡4小时。但其年高体弱，证情虽有转机，元气尚未恢复，仍要处处严防内陷变证发生，再拟益气托毒法。

【处方】

黄芪18克，党参、白术、浙贝母、薏仁、茯苓皮、豨莶草、连翘各10克，银花15克，陈皮、甘草各3克。

局部外用药同上。

四诊：又经10天的治疗，脓腐尽脱，在其基底部隐约可见新肉，肿势平复，饮食、二便调和，改用托补之剂，以善其后。

【处方】

黄芪18克，党参、白术、当归、浙贝母各10克，银花15克，甘草、陈皮各3克。

局部用九一丹[39]掺在溃口上，外盖黄连膏[46]，每日换药一次。

又经半月治疗，脓腐完全脱落，新肉红活满布，局部用收水生肌的冰石散[43]，外盖鲫鱼膏[31]，间日换药一次。连续治疗20天后收功，整个治疗时间约80天。

【按语】

"发背"是背疽的总称。发病原因历来认为有阴虚火旺，醇酒厚味，怒郁房劳，丹石热毒，风寒郁络。但在辨证过程中，关键在于要分辨阴阳虚实和诊脉的有力、无力。大凡红肿高突，脉数有力属正邪两旺；漫肿平塌，脉细无力，多由气虚邪陷。本症治疗首用仙方活命饮。古人谓其功能有：未脓能消，已脓能溃，溃后能敛，誉为外科首方。取其清热解毒，活血散结，实有促毒聚集，使脓外泄之意；以后数诊，继用甘温补托的验方——四妙汤（黄芪、当归、银花、甘草），意在补益托里，使气血充盈，托毒外达，直至正胜邪退而收功。由此可见，外疡大症，不可乱投寒凉克伐之品，总以顾及胃气为本，才能化险为夷。

二、乳 痈

例1　吴××，女性，20岁。

【主证】产后四天，左乳房外上方焮红灼热，时有掣痛，至今一周。就诊时，自述怯寒，发热（体温39.2℃），口干头痛，恶露未尽，少腹隐痛，初产肝气郁阻，乳络不畅，遂致结块，为外吹之始。

【治法】温经化瘀，解郁通络。

【处方】生化汤加减。

当归6克，蒲公英、炒牛蒡子、银花、香附、花粉、丝瓜络各10克，桃仁泥、炙甘草各3克，炒荆芥4.5克，川芎、炮黑姜2.4克。

外敷如意金黄散[27]，麻油调成糊状，每天外敷1~3次。

二诊：两天后，体温下降（38℃），恶露已尽，少腹安然；惟患处红肿高突，疼痛加重，有酿脓欲溃之象，改用托里排脓法。

【处方】

当归、银花、甲珠、香附、蒲公英、浙贝母、茯苓各10克，陈皮4.5克。

三诊：两天后，患处溃破，疼痛顿减；疮口大如铜钱，稠厚脓液排出较多，内服上方去甲珠。

局部改用提脓散[38]，掺在溃口脓腐上，外盖黄连膏[46]，每日换药一次。

六天后，腐肉尽脱，新肉红活，疮面缩小如白果大，停服汤药，专从外治。局部用九一丹[39]、盖黄连膏[46]，又经八天治疗，新肉长满，外用收水生肌的冰石散[43]、黄连膏[46]盖之，每天换药一次，一周后方告痊愈。

例2　徐××，女性，23岁。

【主证】右乳外侧红肿结块，形大如桃，至今七天。现在乳汁不畅，憎寒壮热，口干欲饮，食欲欠佳，脉象浮数，舌质红，苔薄黄。

【辨证】胃热壅滞，正值蒸脓之候。

【治法】清热解毒，行瘀通络。

【处方】和乳汤加减。

甲珠6克，当归、赤芍、银花、蒲公英、花粉、全瓜蒌、浙贝母各10克，皂刺、陈皮、甘草各3克，制乳没各4.5克。

局部用冲和散[35]掺在消炎膏[53]上敷贴，每天换药一次。

二诊：四天后，疮形高突，疮顶初溃，脓出不畅，四周尚有红肿结块。治用托里败毒法。

【处方】

黄芪12克，甲珠、银花、赤芍、蒲公英、浙贝母、当归、青陈皮、丝瓜络各10克。

从局部疮口内插入提脓散药线[38]引流，盖鲫鱼膏[31]，周围敷消炎膏[53]，每日换药一次。

三诊：三天后，疮口扩大，大证排泄黄稠脓液，疮周红肿略有消退。内服方去甲珠加香附10克。局部用提脓散[38]掺在疮面上，盖黄连膏[46]。每日换药一次。

又过三天，脓尽新肉增生，改用九一丹[39]、冰石散[43]掺在伤口上，盖黄连膏[46]。经十四天治疗，疮面愈合。但其患处隐现硬核尚未化尽，此系气滞血瘀，宗王洪绪内消法。嘱其内服小金丹[54]，每日两次，每次1.2克。局部用冲和散[35]掺在阳和解凝膏[32]贴之，三日换一次。按方坚持治疗三周，肿块全消而愈。

【按语】

乳痈初起2～7天，肿硬微痛，治宜清热解毒，通乳消肿法，使其内消。方用和乳汤加减（蒲公英、银花、当归、青陈皮、香附、浙贝母、川甲珠、全瓜蒌、甘草）。同时兼服醒消丸，疗效更为可靠。若内脓已成未溃，治宜托里透脓，方用透脓散加减（黄芪、甲珠、川芎、当归、皂刺、青陈皮、银花、连翘、甘草）。溃后余毒未尽，体质虚弱，生肌迟缓，治宜托里消毒，方用托里消毒散加减（黄芪、当归、白芍、焦白术、党参、茯苓、银花、甘草）。疮面收敛，间或遗留硬核不化，酌加小金丹内服。

体质壮实，红肿高突，用冲和散[35]植物油调成糊状，外涂患处，每日3~5次，或者外用冲和散[35]掺在消炎膏[53]上敷贴。体质虚弱则用如意金黄散[27]油调外敷；疮面溃烂，排脓不畅用提脓散药线引流；溃口较大，脓液黄稠者，用提脓散[38]；脓水渐少，新肉隐现，用九一丹[39]；脓尽新肉满布用冰石散[43]；以上散剂均撒在疮面上，外盖黄连膏[46]，每日换药一次。疮面愈后遗留硬结不化者，用冲和散[35]掺在阳和解凝膏[32]或消核膏[34]上外贴，4~7天换一次，散结通络作用亦较好。

附：乳痈证治经验（附98例分析）

我科在1964年3月至8月间，系统观察98例乳痈，现将临床总结如下。

一、资料分析

1.年龄与生育情况：年龄最小者为20岁，仅1例，最大为37岁。其中20~30岁90例（初产妇64例，经产妇26例），31~37岁8例（此8例均为第二次乳痈患者)。

2.发病部位：右乳为多，59例；双乳发生仅见4例。患处在乳房上方者78例。

二、疗效观察

1.肿疡28例，内消获愈20例，余下8例转为溃疡，其中内消时间四分之三在一周内，最短7天，平均8.5天。

2.溃疡70例，包括青霉素注射或封闭疗法未效由肿疡转变为溃疡的9例在内，均自行穿溃经治而愈。最短7天，最长45

天。未发现一例"乳漏"。

三、经验方药

（一）内服方

乳痈初起27天，肿硬微痛，内服疏肝理气，通乳消肿之品，使其内消。方用"和乳汤"加减，或同时伴服"醒消丸"；内脓已成未溃，透脓散加减主之；溃后余毒未尽，肌肉生长迟缓，托里消毒散加减主之；疮口结痂，间或遗留硬结不化，小金丸主之。

1.和乳汤（《外科真诠》）　蒲公英、银花、当归、青陈皮、制香附、浙贝母、甲珠、全瓜蒌、生甘草。

加减法：寒热头痛者加薄荷、荆芥；便秘二日未行者加枳壳、生熟军；恶漏未尽加炮姜炭、桃仁，去甲珠，生甘草易为炙甘草；饮食乏味加砂仁，炒六曲；口干欲饮加花粉；乳汁不通畅加王不留行、漏芦；乳汁特多，肿胀不通加炒谷麦芽、川牛膝。

2. 透脓散（《外科正宗》）　生黄芪、甲珠、当归、皂刺、青陈皮、银花、连翘、生甘草。加减法：脓水稀薄，气血俱虚者，加当归，重用黄芪、当归；疼痛剧烈者加制乳没。

3. 托里消毒散（《医宗金鉴》）　生黄芪、当归、白芍、焦白术、党参、茯苓、银花、皂刺、生甘草。

加减法：溃后硬结不化者，加橘核、香附、天仙藤（微毒，体虚者慎用）。

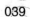

4. **醒消丸**(《外科全生集》)　处方从略，详见原著。

5. **小金丸**(《外科全生集》)　处方从略，详见原著。

（二）外用方

初起红肿热痛，体质强者，用冲和散撒置消炎膏上敷贴；体质弱者，用如意金黄散，麻油调刷；溃烂疮口甚小者，排脓不畅，插入提脓散药线引流；口大脓稠，用提脓散；脓少肉活，用九一丹；脓尽新肉长满，用冰石散，以上均撒在伤口上，外盖黄连软膏，一日一换；结痂后若见硬结不化，用冲和膏撒置阳和解凝膏上外贴，4～7日换一次。

注：外用方组成，见附方。

四、经验与体会

1.本文总结单老治疗乳痈的经验，平正易学，同时，照顾到产妇百脉空虚的特殊体质，因此，用药不能大苦大寒、大辛大热，以调和扶正为主。

2.98例中初产妇患者有64例，说明初产妇发病率高于经产妇，因此，有必要对前者予以孕期的科普教育，如保护好乳头的清洁卫生，在生产初期注意乳汁的通畅等。经产妇再次发生乳痈时，出现硬结不能消化，嘱服小金丸以行气化瘀散结，对乳房乳痈有所裨益。

3.乳房上方患者占78.4%，说明小儿膈有滞痰，口气燉热，含乳而睡是引起本病发生的主要原因。

4.本证要早期发现，早期治疗，及时给予疏肝理气、疏通乳络之方，常可收到消散之效，免除乳母化脓穿溃之苦。

三、结喉痈

陈××，男性，9岁。

【主证】5天前，在颈下结喉正中发现红肿硬核，逐渐增大，现在大如核桃，质硬潮红，灼热疼痛，其肿势有向腮、颊、胸前蔓延的趋势，同时伴有发热，口渴，咽喉肿痛，吞咽不利，大便干结，间日一行等全身症状，脉象弦数，舌质红，苔薄黄微腻。

【辨证】风热客于肺胃，挟痰凝结而成。

【治法】散风清热，化痰解毒。

【处方】普济消毒饮加减。

玄参、银花、连翘、黄芩各10克，板蓝根、麦冬、浙贝母、赤芍各6克，桔梗4.5克，薄荷（后下）1.8克，甘草3克，鲜芦根15克，另加服六神丸[55]，每日两次，每次10丸。

局部用冲和散[35]掺在消炎膏[53]上围敷，每日换一次。

二诊：服上方两剂后，烧退，喉痛减轻，饮食尚可。惟患处仍有肿痛，肤色熖红，疮顶变软，说明内脓已成，有欲溃外泄之象。改用仙方活命饮加减。

【处方】

甲珠6克，赤芍、玄参、浙贝母、银花、花粉各10克，皂刺、归尾、桔梗、防风、白芷各4.5克，陈皮3克。

另六神丸[55]继服。外敷药同上。

三天后，疮顶穿溃，流脓甚多，肿势见消，疼痛大减。专从外治。疮面贴拔毒膏[56]，周围用冲和散[35]掺在消炎膏[53]围敷。又经四天，疮面脓水见少，硬肿已消大半，继续按溃疡换药。数日后脓尽肿消而敛。

【按语】

结喉痈一名"猛疽"，因其生在结喉之上，毒势凶猛，治疗稍不及时，就有脓毒内溃，预后凶险莫测。正如《灵枢经·痈疽篇》说"脓不泄，咽塞半日死"。本案初期用清热化痰，促使脓毒聚集，加服六神丸，以助化毒消热之力；俟其内脓已成，及时改用仙方活命饮，托毒外泄，脓泄肿消而愈。因此，只要辨证准确，用药适时，很少出现方书上所说的种种危象。

四、腋　痈

白××，男性，37岁。

【主证】平素肝火偏旺，容易动怒生气，近十余天来发现左腋下生痈。现在局部肿硬，大如鸽蛋，皮色微红；自觉疼痛，夜间尤甚，口干喜饮，纳谷不香，大便干结，小便黄赤；脉象弦数，舌质红、苔薄黄。

【辨证】忿怒气郁，致使肝脾失调，凝滞结块。

【治法】疏肝解郁，化痰散结。

【处方】柴胡清肝饮加减。

柴胡、黄芩各6克，赤芍、银花、石斛、炒神曲各10克，橘核12克，青皮4.5克，甘草、薄荷（后下）各3克。

局部用冲和散[35]掺在消炎膏[53]上围敷，每日换一次。

二诊：服上方两剂后，前症未减，肿痛加重，大便燥结，四日未行；自述汗出而热不退。治宗上方去柴胡，加青蒿、花粉各10克，炒枳壳6克，生熟军各4.5克。外敷药同前。

三诊：两天后，大便已解，热退渴止；局部肿块变软，肤色发紫，疼痛更为厉害，此乃脓成欲溃之势，治宜托里透脓法。

【处方】

黄芪、银花各12克，当归、甲珠、皂刺、土贝母各10克，甘草3克，川芎2.4克。

局部用如意金黄散[27]蜂蜜调敷，每日换两次。

四诊：服方两剂，疮顶溃破，流脓较多，肿势渐平，微有疼痛，饮食二便如常。但自述汗多，头昏，心慌，此乃毒泄正虚之故，治宜补托法。

【处方】

黄芪、银花各12克，党参、天麻、枣仁、煅龙牡、朱拌茯神各10克，甘草3克。

局部用九一丹[39]掺在疮面上，黄连膏[46]盖之；疮周用消炎膏[53]围敷，每日换药一次。

五天后，头昏、心慌诸症递减，步上方加白术10克，陈皮4.5克，局部用药同上。又经一周治疗，疮面缩小，脓液渐少，新肉红活，停服汤剂，外用收水生肌药，换药十余天而愈。

【按语】

腋胁生痛，多由肝脾郁积，气滞血壅；或者肝胆火毒郁怒而成。因此，治疗始终，既不能苦寒伐胃，又不能辛温助火，总以疏肝理气，清热化痰为宜。案中首用柴胡清肝饮。当其肿聚病重，说明有酿脓欲溃之兆，更应因势利导予以托透；在其脓泄之后，毒去正虚，则当益气健脾，和胃化痰，以善其后。对于此类疾病，医者不能寒凉温补乱投，病者也不要性急，以求速效，只要两者配合，循法守方，才可获得良效。

五、搭手变证

严××，男性，67岁。

【主证】 半月前患右搭手，在市×医院做"十"字形切开引流。术后疮肿不消，脓液不多，仍然剧痛，夜难入睡，入院要求中医治疗。

【检查】右肩胛区有一个"十"字形疮面，中央略有陷下，四周分块肿胀，肤色暗红，脓液不多，质亦不稠，脉细数，舌质淡红，苔薄。

【辨证】年高气衰，不任刀针之苦，导致毒热与瘀血，凝滞于肌腠，故发搭手变证。

【治法】托里败毒，理气活血。

【处方】四妙汤加味。

当归、制乳香、制没药、茯苓各10克，生黄芪15克，银花20克，陈皮、浙贝母各9克，砂仁3克（打），甘草4克。

局部用少许提脓散[38]，点在疮顶上，外敷消炎膏[53]，每日换一次。

二诊：一周后复诊，疮面脓液增多，质尚稠厚，四周硬肿亦见消退很多；自述疼痛减轻，夜能入睡，饮食稍增。内服上方去乳香、没药，加白术、白芍各9克。

局部疮面外撒九一丹[39]，盖黄连膏[46]，外敷消炎膏[53]，每日换药一次。

三诊：按方治疗十天，脓泄肿消，疼除，新肉红活。守原方继续内服，外用冰石散[43]收水生肌，连续换药月余而愈。

【按语】

搭手，又名偏发背。按其常规应是疮形发起，脓泄肿消，乃是佳兆。然而本例虽经切开引流，但脓液不多，肿势不消，疮色暗红，硬块不化，此系脓毒与瘀血互结所致的变证。首诊于托里败毒之中加乳没，取其活血、理气、止痛。服药后肿消疼减，说明血散脓泄。最后仍宗常法，药专补托，其愈可待。

第五章　疽

一、脑　疽

陈××，男性，60岁。

【主证】半个月前，脑后发际右侧生疗，当时并未介意。五天后，肿痛日渐剧增，在某医院治疗时，肌肉注射青霉素未效。就诊时，肿势蔓延，计有24厘米×12厘米，疮顶将溃，脓栓未脱，状如蜂窝。自述剧烈疼痛，昼夜不解，精神萎靡，纳谷不香，大便干结，三日未行，脉虚数，舌质红，苔薄黄。

【辨证】毒热壅滞，皆由气衰，处处要提防毒陷变证的发生。

【治法】托里败毒。

【处方】托里消毒散加减。

黄芪、银花各15克，当归、玄参、连翘、浙贝母、麻仁各10克，桔梗、皂刺各6克，砂仁2.4克（后下）。

另加服犀黄丸[57]，每日两次，每次3克。

局部用提脓散药线[38]，插入脓栓引流，外盖鲫鱼膏[31]，周围敷消炎膏[53]。

二诊：五天后，脓毒大泄，脓液稠厚，疮形红活，在其边缘新肉隐现，精神转佳。惟其夜间汗多，唇干舌燥，脉象虚细，此乃阴虚明征。治宜扶正育阴，佐以托毒法。

【处方】

生地、麦冬、玄参、党参、连翘、浮小麦各10克，黄芪15克，黄芩、甘草各3克，红枣3枚。

疮面掺用提脓散[38]，外盖黄连膏[46]，每日换一次。

三诊：又过五天，汗止，疮面剪去腐肉甚多，肿势已消，有部分新肉生长。但由于年高精亏损，以致虚火上炎，致使发生口舌生疮，故予清心、降火、滋阴法。

【处方】

生地、玄参、石斛、银花、连翘、竹叶各10克，麦冬6克，甘草、通草各3克。

另用绿袍散[58]吹拂在口舌生疮处，每日四次。

疮面有脓部位点提脓散[38]，其他部位撒九一丹[39]，盖黄连膏[46]，每日换药一次。

四诊：四天后，腐肉尽脱，新肉红活如珠，口舌破烂已趋见好，均属佳兆。治宜扶正托毒，兼以清解法。

【处方】

银花、黄芪各12克，党参、当归、茯苓、苡仁各10克，白术6克，黄芩、甘草各3克。

局部用九一丹[39]外盖黄连膏[46]，每天换药一次。按上方治疗28天后，内症和疮面俱平。

二、脑疽合并发背

曹××，男性，67岁。

【主证】一周前，颈后生疗，肿胀剧痛，通夜不能安睡，随之在背部相继又起"发背"，遂住院治疗。入院后，颈后正中疮顶将溃，根盘坚硬，板滞未收；背部肿块平塌如龟壳，疮顶似脓非脓，似腐非腐。患者形体瘦削，脚背浮肿，气息低微，饮食欠佳，痛苦不堪。脉象洪大无力，舌质微红有裂纹，苔少。

【辨证】毒热壅盛，惟恐年高正虚邪实，不能托毒外泄，谨防毒陷。

【治法】托里化毒。

【处方】透脓散、三星汤两方合裁。

黄芪18克，银花30克，当归、蒲公英各10克，连翘、制乳香、制没药各6克，皂刺4.5克，砂仁（后下）、甘草各3克。

另加服犀黄丸（67），每日两次，一次4.5克。

局部按溃疡处理。

二诊：宗上方增减治疗10天后，疮顶高突，根盘紧收，脓腐甚多；但背部之疮脓水清稀，腐肉难脱。纵观全局，毒聚之兆，渐入坦途。昨天夜间不慎，突然咳嗽，痰中带血，体温骤升为38.8℃。此系火毒上盛，侵袭肺经。在托里化毒方中，佐以甘寒清肺之品。

【处方】

银花30克，黄芪、生地各12克，玄参15克，连翘、川贝母各10克，白茅根24克，黄芩6克，甘草3克。

三诊：宗上方调服5剂，咳血已止，体温正常，疼痛顿减，夜能安睡，颈后痈疮红活。背部之疮，发起缓慢，此由年高气血虚亏，更须托补之品以助之。

【处方】

黄芪、银花各15克，党参、当归、白术、茯苓、豨莶草各10克，甘草3克。

四诊：仰上方调治半月，颈部之疮见愈，背部之疮，脓腐结衣一片，剪去一层，日复又结一层，始终难脱，此为元气虚怯，毒势难化。在扶正托毒方中酌加化毒之品，冀在标本兼施。内服原方，另加用外科蟾酥丸[59]，每日两次，每次半丸。

按方治疗十余天，背疮腐肉大脱，新肉红活，饮食大增，又经十余日调治而愈。整个病程为65天。

【按语】

脑疽为外科重症，古人有发于正者易治，发于偏者难疗。其实，正偏毗邻，不过寸许。然而本病多发于年高体弱，实为重证，处处提防内陷十分必要。

追询病史，多数患者有恣嗜醇酒，喜食甘肥厚味，体内有湿热之毒甚重等病史，加之肾阴亏损，阴虚火炽，两者相搏，遂发外疡大症。更有年高元气虚怯，不易托毒外出；因此，内服方的重点，始终以托补为要，务使正气旺盛，托毒外出，不致内陷。常用代表方剂四妙汤，在此基础上，脓成未溃者，加甲珠、皂刺以透脓。毒重剧痛者，加犀黄丸，外科用蟾酥丸以化毒。

外治方面，初期溃破，脓毒尚未大泄，根盘坚硬者，疮顶撒少量提脓散，周围敷消炎膏，或用蟾酥锭醋磨汁围涂四周肿硬处，促使毒聚易溃。疮顶腐溃，脓栓堵塞，排脓不畅者，插提脓散药线引流，再掺提脓散，盖黄连膏；若毒势过重，脓腐结衣，色黑难脱，酌点白降丹少许，常有显著的祛腐之效；疮面脓栓已脱，腐物不多，新肉渐生，外掺拔毒生肌散、九一丹；若脓腐已尽，新肉红活，可用收水生肌的冰石散、生肌散，均盖玉红膏或黄连膏直至疮敛。

三、脑疽合并干陷证

张××，男，60岁，1983年1月28日入院。

【主证】脑后生疽十七天。在院外肌肉注射过大剂量青霉素、链霉素，未能控制病情发展。

入院后患者发热（38.7℃），不思饮食，精神疲惫，气短懒言，呼吸短促，痛苦呻吟，常因剧痛而彻夜难以入睡。

【检查】疽色灰暗，疽顶似溃非溃，部分脓液干涸不脱，部分脓腐排出困难，肿势平塌，根盘散漫，波及范围6厘米×5.5厘米。脉象虚大无力，舌质红微绛，苔薄，白细胞计数$18×10^9$/L，中性粒细胞95%，淋巴细胞5%，尿（－），粪（－），肝功能正常。

【辨证】气血俱亏，正不胜邪，不能酿化成脓，托毒外出，以致正气愈虚，毒热愈炽，颇有形成干陷变证之虑。

【治法】托里排脓，佐以扶脾。

【处方】托里排脓汤加减。

生黄芪、银花各20克，炒白芍、当归、茯苓、浙贝母各10克，玉竹9克，甲珠、陈皮各6克，党参15克，甘草4克。

局部用提脓散[38]掺在疽面上，盖黄连膏[46]，四周硬肿敷消炎膏[58]，每日换一次。

配合静脉滴入红霉素，每日1克；若因剧疼，夜不入睡，酌情肌肉注射杜冷丁50毫克。

2月2日，疮面腐溃沿开，其面积如小饭碗口，脓液较前稠厚，量亦增多，疮势发起，根盘略有收束。但仍然痛苦呻吟不已，体温波动在38℃上下；神疲懒言，口干，便秘。继用托里透毒，佐以护阴。

【处方】

　　　生黄芪20克，麦冬、玄参、银花各15克，紫花地

丁、炒白芍、生地各12克，浙贝母、当归、党参各10

克，炒神曲9克，砂仁4克。

另加服犀黄丸[57]3克，每日三次。

局部凡见脓腐干涸不脱，点少许白降丹[41]；脓栓不脱插提脓散药线[38]，外撒提脓散[38]和冰石散[48]，盖黄连膏[46]，疮周肿硬未化处，用紫金锭（市售）醋溶成糊外涂，每日3～5次。

配合输入鲜血200毫升；静脉滴入氯霉素每日1克。

2月5日，疮面干涸脓腐有所松动，质转稠厚，疮周肿硬逐渐软化，疼痛减轻，夜能入睡四个小时左右，饮食有所增进，体温下降为37.2℃。守原方内服与外治。

2月10日，疮面脓腐脱落，根盘收束，在其右侧疮底隐现红活新肉；疼痛减轻，夜能安静入睡五、六个小时；每天进食三两，牛奶一磅，还有水果之类，停用一切西药，专用中药治疗。

【处方】

生黄芪15克，银花、山药、干地黄各12克，浙
贝母、党参、炒白芍、茯苓各10克，当归、白术各9
克，陈皮5克，生甘草3克。

局部凡见少数脓腐未脱，点提脓散[38]，外掺九一丹[39]，盖
黄连膏[46]，每日换药一次。

2月17日，疮面脓腐大部分能用剪刀涤除，部分用药物蚀
去，新肉红活如珠。自叙纳谷知味，二便已调，夜能入睡。内
服上方调治，外用拔毒生肌。按法治疗63天获愈而出院。

【按语】

本例年高体衰，气血两亏，正不胜邪，病情险恶，有干陷
之变。在治疗上自始至终，皆守托补二字。然而，在托补之
中，又略有变通。第一阶段托补兼以解毒，重用银花、甲珠、
浙贝母等，意在促其毒聚，移深出浅；第二阶段由于脓泄阴
耗，火毒内炽，托补兼以护阴，方用麦冬、玄参、白芍、生
地等，意在阴复阳生，防其内陷；第三阶段脓腐尽脱，气血俱
虚，生肌迟缓，托补兼以扶脾，方用党参、白术、茯苓、山
药、陈皮等，意在脾运则气血生化有源，有利于托毒外透和加
速疮面的愈合。

总之，尽管陷证变化多端，但在临证中应该根据证情变
化，权衡邪正的盛衰，处理好扶正达邪与祛邪安正的辩证统一
的关系，适时增减药物，自能化险为夷！

四、膻中疽

姚××，男性，70岁。

【主证】半月前，在胸前、两乳之间发现一个核桃大小之肿块，肤色微红，自觉隐隐疼痛。近一周来胀痛日渐加重，卧床不起；自述心烦，食欲不振，大便干结，二日一行，面现愁容。脉象弦数有力，舌质红，苔薄黄。

【辨证】肝经气郁，心经火旺，以致气血瘀滞，酿脓欲溃。

【治法】活血解毒，消肿止痛。

【处方】仙方活命饮加减。

归尾、黄芩、焦山楂、制乳香、制没药各6克，赤芍、银花、甲珠、浙贝母各10克，陈皮4.5克，甘草3克。

局部用冲和散[35]撒在消炎膏[53]上围敷，每日换药一次。

二诊：两天后，疮顶柔软，触之有冲击感，说明内脓已成欲溃，治宜透脓法。

【处方】

黄芪、皂刺、甲珠、当归各10克，制乳香、没药各6克，川芎3克。

外用药同上。

三诊：疮顶溃破，脓水不多，肿势胀痛略减，但其疮周仍然坚硬不化，治宜托里化毒，佐以软坚散结法。

【处方】

黄芪12克，当归、银花、赤芍各10克，连翘、郁金、青皮、陈皮各6克，甘草3克。

另加服醒消丸[60]，每日两次，每次4.5克。

局部疮口插入提脓散药线[38]引流，外盖鲫鱼膏[31]，另摊消炎膏[53]加麝香少许，敷贴坚硬处。

四诊：按方治疗三天后，脓水较多，肿硬渐软，胃纳转佳，胸闷已解，专进托补法。

【处方】

黄芪12克，银花15克，党参、当归、茯苓各10克，陈皮4.5克，甘草3克。

疮面用提脓散[38]，加少许麝香，盖三妙膏[61]，每日换药一次。

守上方换药二周，肿硬完全消失，疮面新肉红活，改用冰石散[43]，盖黄连膏[46]，又坚持换药半月而愈。

【按语】

膻中穴位于两乳之间，属任脉经，是胸中宗气聚集之处，故又称之"气海"。此处生疽，治之宜早，迟则毒陷，常致膜伤透入引起败血症发生。因此，马培之曰，"患此处者，易于成瘘，难以收功。"临床所见，确实如此。本案虽然年高七旬，但患者体质素健，非一般年迈体弱者可比。本例初诊，病程耽误半月，消散不易，故首诊重在行瘀活血，促使毒化外出；次诊见脓已成，立即投用透脓散，促其早溃；溃后根盘坚硬不化，在托里方中佐以化气解郁；若兼证已除，脓水较多，专以补托化毒为主，经治半月余，全部收功而愈。由此可见，本证虽有成瘘难敛之说，只要治疗及时，用药得当，亦可收到良效。

五、腰 疽

邓××，女性，19岁。

【主证】两个月前，在腰部右侧肾俞穴处，始觉隐隐作痛。一个月后，该处发现有红枣大小一个硬块，肤色如常，按之并不大痛。日后肿块逐渐增大，先后两次至某医院诊治，尚未抽出脓液。来院就诊时，局部肿块大如碗口，疮色紫暗，疼痛剧烈，夜间尤甚，不得安睡，神疲乏力，食欲不振。同时，伴有发热、恶寒等全身症状。脉象浮数有力，舌质红，苔薄黄。

【辨证】风寒之邪，侵袭肾经，气滞血凝，阻于经络，致使肾气受损，而发腰疽重症。

【治法】疏风散寒，活血解毒。

【处方】仙方活命饮加减。

归尾、赤芍、陈皮、花粉各10克，银花、紫花地丁各12克，防风、皂刺、白芷、甲珠、甘草、制乳香、制没药各6克，浙贝母10克。

局部用冲和散[35]撒在消炎膏[53]上围敷，每日换一次。

二诊： 服上方三剂后，疮顶渐渐高突，皮色潮红，疼痛有增无减，说明有蒸脓欲溃之兆。按原方治疗半个月后，疮顶穿溃，形如茶杯口大小，脓出不多。在换药时，从疮口里拈出白色如棉絮状腐物极多，疮周肿硬未化。治宜托里化痰法。

【处方】

黄芪、银花各15克，党参、茯苓、白术、陈皮、当归、浙贝母各10克，炒杜仲、甘草各6克。

另加服醒消丸[60]，一日两次，每次4.5克。

局部疮口用提脓散[38]，盖黄连膏[46]，四周用冲和散[35]掺在消炎膏[53]上围敷，每日换药一次。

按方治疗两周，疮面腐物减少，并有少量肉芽组织生长，自述疼痛大减，饮食渐佳。宗原方内服，外用提脓散[38]、九一丹[39]，盖黄连膏[46]，每日换一次。遵循上述方法坚持治疗三周，疮面缩小如鸽蛋大，新肉红活如珠，换用拔毒生肌散[40]，盖黄连膏[46]，又经两周而愈。

【按语】

腰疽又名"肾俞发""连肾发"。发于背部，系一种外疡大症。患者多为肾精亏损之耄年长者，本案却是青年女性，正是气血方刚，具有较强的抵抗能力。因此，在处方用药中，仍然遵循先托后补的常法，很少温阳益肾，恐助火灼阴，变生他证。

【徐评】

单老对痈、疽、疔等重症，喜用清代王洪续著名的西黄丸、醒消丸、小金丸，经过多年实践，辨证准确，确有卓效。然而有三个要点：

一是西黄丸适用于危笃重症；醒消丸适用于痈、疔初期，覆被出汗而效；小金丸适用于半阴半阳之肿块或者慢性结节。

二是小金丸口服时需要锤破，低度绍兴酒送服，效果更佳。

三是王氏三丸，中病即止，不可过量，诚如马培之所说："久服必损胃气之忧"。

第六章 疔 疮

一、颜面疔疮

例1　杨××，女性，15岁。

【主证】七天前，在上唇左侧发现一个粟米大小的疖肿，擅自抓破，并用手挤压，致使局部肿热蔓延，疼痛加剧；同时出现憎寒、壮热，立即至市某医院治疗。当时给予肌肉注射抗菌素药，但其病情仍在发展、恶化。表现为恶心、呕吐、腹泻，每日3～4次，疮顶脓栓堵塞，疔根未除，口唇内也现肿溃，面部浮肿，状如胖尸。脉象浮数，舌质红，苔薄白。

【辨证】脾胃火毒积聚，外发为唇疔。又因挤压，致使疔毒扩散，颇有"走黄"的趋势。

【治法】消热解毒。

【处方】野菊败毒汤加减。

野菊花、银花各12克，蒲公英、连翘、浙贝母、紫花地丁、玄参各10克，甘草3克。

局部疮顶用拔毒膏[56]贴之，周围外敷消炎膏[53]；用锡类散吹入口内[62]，每天3~5次。

二诊： 三天后，面部肿胀明显消退，疔根拔除，疮毒已聚，继用原方内服。

外用九一丹[39]点在疮顶，外盖鲫鱼膏[31]，每天换药一次。

又经三天治疗，口内溃烂已愈；面部肿胀完全消退，疔疮局部仅有少许淡红色滋水未尽，继续换药四天收功。

例2　李××，女性，44岁。

【主证】 四天前，左鼻孔内侧生一疔疮，发展迅速，虽然肌肉注射青霉素，每天160万单位，未能阻止肿势发展；现在肿胀迁延整个面颊，自述头昏、心慌、气短、乏力，大便秘结，小便短赤；脉象细数，舌质红，苔薄黄。

【辨证】 肺经火毒不宣，发为鼻疔。历代有"五脏火毒炽盛，皆可发为疔疮"之说。

【治法】 清肺解毒。

【处方】 野菊败毒汤加减。

野菊花、银花、紫花地丁各12克，淡黄芩、浙贝母、润元参各10克，蒲公英15克，炒枳壳、酒大黄各6克。

局部用消炎膏[53]围敷，每日换一次。

二诊： 服方四剂，疮顶疔根显露未脱，肿胀和疼痛略有减轻。内服上方加黄芪10克。局部用提脓散[38]点在疗根上，外盖鲫鱼膏[31]。

五天后，疗根拔除，疮形肿胀也随之消退，内证诸平，继续换药，约经一周而愈。

二、手足疗疮

陈××，男性，32岁。

【主证】两周前，左手拇指不慎被竹签戳伤，继而出现黑点，自觉麻木痛痒，自己用针挑破，致使拇指红肿疼痛，在某医院敷药，打针十余天，肿胀疼痛加剧。就诊时，左手拇指腹面溃烂，脓水淋漓，腐肉难脱，整个指头肿胀如蛇头；脉象细数，舌质红，苔薄黄。

【辨证】脏腑火毒积聚，加之外伤，染毒阻于皮肉，留于经络而发病。

【治法】清热解毒，佐以扶正消肿。

【处方】野菊败毒汤加减。

野菊花、蒲公英、紫花地丁各15克，玄参、连翘、浙贝母、甘草、黄芪、茯苓各10克。

局部外用提脓散[38]掺在溃烂疮面上，外盖黄连膏[46]，每日换药时，清除很多脓腐，在基底部隐约可见新肉。停内服药，专以外治。在残留未脱的脓腐上撒九一丹[39]，其余用冰石散[43]，外盖黄连膏[46]，每日一次，连续半月而愈。

【按语】

中医对疔疮治疗十分重视，据有关文献记载：华佗论疔有十种；《备急千金要方》说疔疮有十三种；个别资料竟有九十余种之多。其实说法不一，治疗则同。尽管如此，在治疗疔疮过程中，仍然有不少东西值得学习，作为借鉴。

在临床上，以颜面疔疮和手部疔疮较为常见，前者治疗不当，或用手挤压，容易引起"走黄"，危及生命；后者开刀过早，常腐筋烂骨，影响手指功能恢复。这些都应提高警惕，加以注意。

《黄帝内经素问·生气通天论篇》说"膏粱之变，足生大疔"。由此可见，疔是火毒之王，应清不应温，应聚不应散，自拟验方"野菊败毒汤"，临床投用，多获良效。处方如下：

野菊花、银花各12克，蒲公英、浙贝母、玄参、紫花地丁、连翘、甘草各10克。

加减法：恶寒发热、头痛、脉浮加薄荷、牛蒡子；心烦、呕吐加炒竹茹、法半夏；鼻翕、口干加黄芩、花粉；大便秘结加枳壳、大黄；小便短赤加车前子、木通；面部肿胀加蝉蜕、薄荷。

外治法：凡红肿热痛初起，用冲和散撒在消炎膏中围敷，有消肿定痛之效（但冲和散不可直接与溃口接触，避免刺痛）。若遇胬肉外翻或朽骨出现，均可少用白降丹或推车散[77]

点之，促其坏死组织早日脱落，然后用九一丹、冰石散以拔毒生肌，功收自速。若处理不当，可能导致各种不良后果，或病程迁延，或毒势向上扩散，甚至毒气攻心，变为危候。手部疗疮如有条件，可进行中西医结合治疗，局部封闭，使剧痛得到缓解，减轻病人痛苦。

【徐评】

跟师侍诊时期，单老喜用自拟验方野菊败毒汤（野菊花、银花各12g，蒲公英、连翘、玄参、地丁、浙贝母各10g，甘草3g），该方由"五味消毒饮"衍变而来。历代治疗疗疮的方剂众多，如"梅花点舌丹"、"七星剑"、"蟾酥丸"、"夺命汤"等，然其药物来源不易，价格昂贵，况且药物多数偏于辛温，与疗疮之类的火毒之疾，不甚合拍。单老的野菊败毒汤不仅药性平和，而且颇合疗疮的发病之因。《类证治裁》曾说"诸疮宜散，疗毒宜聚，聚者毒在原处，不致逼毒内攻"。同时，对兼证有如下加减法：恶寒发热，头痛，脉浮加薄荷、牛蒡子；心烦、呕吐加炒竹茹、法半夏；鼻燥、口干加黄芩、花粉；大便秘结，加枳壳、大黄。患处肿甚不退，重用银花，再加蝉衣、薄荷；小便短赤加车前子。单老反复强调疗疮治疗一定要及时。陈实功说："凡治疗疮，贵在乎早，初起即治，十全十治，稍迟者，十全五六，失治者，十全一二"，可谓真谛之言。

附：蛇头疔证治经验

"蛇头疔"多发生于手部拇指，其他各指间或有之，是一种急性化脓性感染的疾患。临床所见，患此疾病者多为劳动人民，尤以手工业者、泥木工人、炊事员、农民等更为多见。本证处置恰当与否，对于手部功能的恢复，有着直接的关系，特别是某些精细手工业劳动者，如治疗不当，可造成手指畸形或功能障碍，往往因此而丧失劳动力，为此不能不引起我们的重视。兹将本人治疗的点滴经验整理介绍如下。

《疡科心得集》云："蛇头疔，生于大拇指顶头，或生他指，初起如粟，渐大如豆，或如桃李，坚硬焮赤肿痛，痛极连心，自筋骨发生，根深毒重，热毒结聚而成，甚则手背手心皆肿，若四、五日后溃脓有黄头可刺者顺，如不溃无脓，黑色过节者险，若毒气攻心，呕吐不食，膨胀，齿缝出血，是为危候。此症脓未熟时，不可用刀过早，否则皮破肉胬，疼痛备增，不能速愈；若患处出现有多骨者，多骨出，始能收口"。以上文献记载对本证的病位、症状以及禁忌都有叙述。特别值得一提的是，在发展期间疼痛较剧，而脓尚未成熟，不宜开刀，若开之过早，恐其皮破肉胬，久不愈合，甚至筋蚀骨腐造成手指畸形，功能障碍，有丧失劳动力的危险。在治疗中，前人认为手指尖端发生疔疮，本为热毒，然其除热毒感染外，还有触及毒物所致，与脾经积热也有密切的关系。

【治疗原则】

疔毒为火毒作祟，发之甚速，其毒尤烈，故在治疗中，内服方应以清热解毒为主；外治方法：初起以消肿定痛的膏药敷贴之；已成而脓未熟，应用围药箍敷，使其毒聚化脓，不可过早施用刀针；溃后见脓提脓，遇腐祛腐，脓尽则生肌收功。

1.内服方

（1）野菊败毒汤（详见篇中）

（2）西黄丸（《外科全生集》方）

（3）醒消丸（《外科全生集》方）

2.外用方

见篇中。

【病案举例】

魏某某，男性，40岁。

左手大拇指发生肿硬胀痛，嗣后指尖出现小脓点，疼痛逐渐加剧，至医院开刀两次，肿痛未减，疮口胬肉外翻，流血，疼痛难忍，日夜不得安卧，约经一个月转我院住诊。检查体温38.2℃，血象基本正常。拍片报告拇指第二指骨质密度增生，呈畸形，诊断蛇头疔。内服西黄丸一日2次，每次2钱，连服4天，疮口外撒提脓散，盖黄连软膏，一日一换。

四日后复诊，患处提去不少脓腐，疼痛减轻，夜能安静入睡，饮食略增。内服方改用野菊败毒汤，一日一剂。连服3剂。外用药同上。

3日后，换药时从疮口中提出一条长约2毫米之脓柱，疼痛顿减，肿势见消。内服改用醒消丸，一日二次，一次一钱半；外用九一丹，撒在疮口上，盖黄连骨，一日一换。在脓液减少，疮口缩小后，停用内服药，外用冰石散撒在疮口上，盖黄连软膏。换药半个月收功。共治疗26天痊愈出院。

【讨论与体会】

我对"蛇毒疗"的治疗，过去确诊过不少，但未总结，因此只能将近些年来突出病例予以介绍。其体会有三：

1.本证治疗越早越好，因早期内脓未成，可服清热解毒之剂，或服西黄丸使其消散，即或不能消散，亦可促使早日成脓，速溃速敛。

2.俗语谓"十指连心"，形容疼痛剧烈之象，有的患者因剧烈疼痛而引起头昏、心悸、食欲不振、精神疲乏，甚至休克，临床中偶亦有之。因此，在有条件的情况下，采用局部封闭疗法，使剧痛得到缓解。

3.治疗时，炎症未退，肿势未消者，可用冲和散撒在消炎膏上围敷，以消肿定痛（但冲和散不可以直接与溃口接触，避免刺痛）；如遇胬肉暴出，或有朽骨出现，可少用白降丹，或提脓散点之，促其坏死的组织早日脱落，然后用九一丹、冰石散拔毒生肌，则收功自速。若处置不当，可能导致不良的后果，或疾病迁延，或毒势向上扩展，甚则毒气攻心，危及生命。

第七章 疖

暑 疖

熊××，女性，4岁。

【主证】入夏以来，在头面部位发现疖肿，大者如樱桃，小者如粟米，局部红肿焮痛，同时伴有头痛，发烧（体温38.5℃），食欲不振，心烦叨吵，大便燥结，脉象细数，舌质红，苔薄黄。

【辨证】感受暑毒，蕴于肌腠，发为疖肿。

【治法】清热败毒。

【处方】银翘败毒散。

银花12克，连翘、赤芍、蒲公英、六一散各10克，花粉、枳壳、竹叶各6克，荆芥、薄荷（另包后下）、甘草各3克。

局部用如意金黄散[27]，清茶、蜂蜜各半调敷，每日换2～3次。

服上方两剂后，体温正常，疮顶已溃，大便通调，食欲转佳。上方去枳壳、制大黄，再进三剂。局部疮顶用九一丹[39]，外盖黄连膏[46]，周围继用如意金黄散[27]围敷，按法继续治疗三天而愈。

【按语】

疖肿是夏季常见的一种外科小疡。《外科启玄》说："疖者节也，乃时之邪热感受而成，故形小，至大不过二、三寸是也。"一般来讲，只要处理恰当，常在数天之内可望治好。若疮疖集合丛生，加之体质虚弱，难以托毒外出，常会染成此起彼伏的"蝼蛄疖"，在此情况下，会给治疗带来一定困难。对于暑疖的外治，根据《医宗金鉴·外科心法》所说："凡遇红赤肿疖，发热未成脓者，用金黄散，清茶同蜜调敷。"经过多年实践，认为此种方法对疖肿初起，确有散结、败毒、止痛之效；毒轻者可以内消；毒重者促其毒聚、早溃，溃后按溃疡方法处理，效果良好。

【徐评】

疖病之中，以"蝼蛄串"最难治疗。我根据单老经验方野菊败毒汤予以加味，野菊花、银花、连翘、蒲公英、地丁各10～12克，浙贝母、玄参各10克，羌活、蜂房、川芎、甘草各6克。其要点为，在清热解毒的同时，加入督脉、膀胱经的引经药，临床检验效果良好，读者不妨一试。

第八章 皮肤病

一、丹 毒

例1 黄××，男性，45岁。

【主语】两天前，右侧小腿下三分之一处，皮肤突然红肿，状如丹涂脂染，步履艰难。自述口苦、心烦、食少、溺赤，体温38.4℃，白细胞25.8×10^9/L，中性粒细胞85%，淋巴细胞15%。脉象弦数有力，舌质红，苔薄黄。

【辨证】毒热郁于血分，发于肌腠。

【治法】凉血解毒。

【处方】五神汤加减。

生地、赤芍、丹皮、连翘、连皮苓各10克，银花12克，归尾、川牛膝各6克。

局部用大黄散[63]，植物油调成糊状外敷，每日3~5次。

两天后，热退，肿痛减轻，腿能活动，惟其小腿结块还未退尽，并有轻度压痛，此乃邪热未清，湿壅未化，步原方加苍术6克，黄柏、海桐皮各10克。局部用冲和散[35]，撒在消炎膏[53]上，每日换药一次。照法治疗五天，肿痛消除而愈。

例2 李××，女性，51岁。

【主证】三天前，感觉面部瘙痒，状如虫行，继而左眼睑及前额皮肤肿红，色赤如丹；自觉恶寒发热，体温为38.3℃，头痛呕恶，胸闷不适，呼吸急迫，大便燥结，三日未行。脉象浮数，舌质红，苔少。

【辨证】邪热郁于血分，外感风毒，风热相搏，诱发"抱头火丹"。

【治法】凉血解毒，疏风消肿，佐以通腑。

【处方】仿普济消毒饮加减。

银花12克，赤芍、连翘、板蓝根、焦山栀、玄参各10克，枳实、大黄各4.5克，竹叶6克，荆芥3克，薄荷2.4克（后下）。

局部敷消炎膏[53]，每日换一次。

二诊：翌日复诊，寒热已解，大便畅行；局部红肿略有消退，仰上方去荆芥、大黄、枳实，加黄连2.4克，丹皮6克。外用药同上。

三诊：按方治疗三天，胸膈爽快，食欲增进，面部红肿完全消退，只感局部皮肤微痒。改以凉血疏风之剂，以善其后。

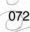

【处方】

菊花、桑叶、玄参各10克，丹皮、蝉蜕各4.5克，炒山栀6克，生地12克，甘草3克。

每日一剂，连服三剂而愈。

例3　戴××，女性，33岁。

【主治】十余年来，右腿红肿宿疾反复发作。去年至今先后复发五次，近两个月内连续发作三次。就诊时，发现右小腿明显肿块硬结不消，局部肤色淡红，扪之不热，压之疼痛轻微；脉象沉涩，舌质淡红夹有瘀点，苔白微腻。

【辨证】湿痰壅滞经络，迁延日久，遂成慢性丹毒痼疾。

【治法】逐瘀化痰，祛湿通络。

【处方】小金丹。

内服小金丹[54]，每日两次，每次1.2克，黄酒送下；局部用冲和散[35]，醋调敷，每日三次。

按上方调治月余，肿硬完全消失，追访两年，未见复发。

【按语】

丹毒名称始见于《黄帝内经素问·生气通天论篇》。唐代孙思邈称为“天火”；明代陈实功称为“火丹”；清代则曰“丹毒”，俗称“流火”。“丹名虽多，其理则一”（吴谦语）。

由于发生部位不同，对于治疗仍有一定指导意义。譬如，发于头面部兼有风热；发于肋下腰胯部，兼夹肝火；发于下肢部，兼夹湿热。在治疗上，红肿热痛的急性阶段，以凉血解毒为主，然后随证加减施治。病在颜面部位者，加荆芥、薄荷、菊花、蝉蜕；病在腰肋部位的，加山栀、黄连、炒胆草、郁金；病在下肢的，加川牛膝、连皮苓、苍术、黄柏、海桐皮；肿硬不化为慢性期，用逐瘀化痰、祛湿通络的小金丹，常能收到较好的效果。

外用药：红肿期用大黄散，植物油调外敷，每日3～5次，有明显消肿、退红、止痛作用；肿硬不化时，用冲和膏醋调外敷，亦能消肿散结。

例1为急性丹毒初发，部位在下肢，治疗重点放在凉血解毒方面，药用生地、丹皮、赤芍、归尾、银花、连翘，同时照顾"湿性下趋"的病理特征，加用连皮苓，达皮化湿，川牛膝引诸药下行直捣病所。例2为抱头火丹，病情重，来势凶，然其病因内在邪热，外触风邪，故用银花、连翘、山栀、玄参、板蓝根、赤芍清热凉血解毒，佐以荆芥、薄荷取其质轻达邪，以收疏风消肿的目的，同时，用枳实、大黄釜底抽薪。如此配合组方，使之邪热得清，风热得宣。例3为慢性丹毒，湿痰郁滞经络，是其主要原因，用小金丹缓缓图之。此方对预防慢性丹毒复发，殊多卓效。

二、湿 疹

万××，女性，60岁。

【主治】一年来，在颈部、肘窝、骶峭等处，反复出现大小不等的红斑、丘疹、疱疹，部分抓破流水，并有浸淫蔓延的趋势；自觉燥痒不适，大便干结，3～5天一行。曾在某医院皮肤科诊断为"泛发性湿疹"，先后给予"苯海拉明"口服，葡萄糖酸钙、维生素C静脉滴注，外用高锰酸钾湿敷，涂擦锌氧油等，病情仍不见好，遂在我院要求中医治疗。脉象浮数，舌质红，苔薄黄。

【辨证】湿热蕴于血分，发于肌腠为病。

【治法】化湿散风，凉血止痒。

【处方】消风散加减。

荆芥、防风、甘草各3克，生地、薏苡仁、连皮苓各12克，银花15克，黄柏、赤芍、白鲜皮各10克，枳壳、酒大黄各6克。

局部用蛇床子汤[51]，煎水，取汁湿敷，然后再用甘石散[44]，撒在硫黄膏[47]上敷贴，每日换一次。

二诊：一周后，红斑、丘疹等损害均见平复，痒感也减轻很多，并有少量脱皮，惟夜间还有轻微痒感，此系邪热未清，风邪未尽，治用凉血清热，散风止痒法。

【处方】

丹皮、赤芍各10克，生地、薏苡仁各12克，银花、白鲜皮各15克，荆芥、防风、甘草各3克，黄芩4.5克。

局部用黑油膏[49]薄薄涂擦，每日三次。

服上方10剂后，皮损转为正常，仅在髂嵴、肘窝处有轻度瘙痒，大便时有干结，嘱服防风通圣丸[64]，每日三次，每次60粒，用开水冲蜂蜜送下。又经1个月治疗而愈。追访10个月，未见复发。

【按语】

中医对湿疹的类似描述很多，如"粟疮"、"奶癣"、"病疮"等等，而对于认识湿疹疾病的本质，主要在于辨别剧痒和多型性的皮损特点。湿疹初期，要善于分析湿邪与风热孰轻孰重。偏干风邪，以痒感为主要特征，投用疏风之品，如荆芥、防风、蝉蜕等；偏于湿邪，以皮损流水为主，内服利湿之味，如连皮苓、薏苡仁、白鲜皮等。病程迁延日久，转为慢性湿疹时，往往是湿除阴伤。因此，酌加一些养阴、护阴之品，如生地、丹皮、白芍、何首乌等。这些药物虽是必不可少的，同时，由于个体差异和兼证不同，更应灵活选用一些解毒药物如银花、连翘等；泻下药物如芒硝、大黄等；以及养血药物如当归、熟地等。局部外用药，可分别情况，选用蛇床子汤、甘石散、硫黄膏、黑油膏等方，只要运用得当，确有敛液止痒的效果。

三、缠腰火丹

黄××，女性，11岁。

【主证】六天前，在右侧腰肋间，发现粟米大小的丘疱疹，累累如珠，分布在红斑之上。常是七、八个呈簇状排列，疱内含有半透明状疱液；自觉灼热刺痛，夜间尤重。据家长代叙：患儿心烦欲吐，口干思饮，有轻微发烧，脉象浮效，舌质红赤，苔薄黄微燥。

【辨证】平素过食辛辣，暗耗阴血，致使肝火横逆，遂发为病。

【治法】清肝泻火，佐以化湿解毒。

【处方】龙胆泻肝汤加减。

生地、黄芩、银花、连皮苓、炒车前子各10克，薏苡仁12克，柴胡、山栀、赤芍各6克，甘草3克，通草2.1克。

局部用冰石散[43]，掺在黄连膏[46]上，分块敷贴，每日换一次。

服上方三剂后，疱液混浊，像脓性分泌物较多，红肿疼痛大为减轻。步原方加土贝母10克。外用药同上。

按方调治八天，疱疹结痂，已不疼痛而愈。

【按语】

带状疱疹是由病毒引起的急性炎症皮肤病。临床表现主要为成簇状的水疱，沿身体一侧皮肤周围神经分布，常伴有神经痛。中医文献里称为"缠腰火丹""火带疮""蛇丹""蜘蛛疮""蛇窜疮"等。春秋季发病较多，患过本病后，很少复发。

中医认为，肝火内炽、湿热蕴蒸是带状疱疹发生的常见原因。因此，在辨证中要抓住肝火与脾湿相互转化的规律，习惯上投用"龙胆泻肝汤"之类药物。但龙胆草过于苦寒，恐有损伤生发之气，应在此方基础上加以化裁治之。

本案用黄芩、柴胡、山栀清肝泻火，佐以银花以解其毒，生地、赤芍凉血通络以止其痛；苡仁、连皮苓健脾化湿，加用通草、车前子、甘草清热利水，使其肝热脾湿从小便而出。复诊时加土贝母，意在加强散结、解毒、止痛之功。由此可见，中医治病重在辨证，按理拟方，而不必拘泥一方一药。

外治法中，凡疱疹糜烂期，用冰石散、黄连膏外敷，止痛效果良好；疱疹已愈，遗留神经痛者，往往用冲和散、平安膏贴之，尚能收到疏通气血、疼痛自止的目的。

四、脱 发

蔡××，男性，26岁。

【主证】两个月以前，发现头发脱落，日渐加重。就诊时，头部右侧和枕部有三处脱发；两处大如银圆，一处有桂圆大，无痛痒感觉。自述每当工作劳累，夜寐欠安，脱发更为明显；查脉象细弱，舌质正常，苔薄白。

【辨证】气血耗怯，难以上潮，以致发落。

【治法】益气养血。

【处方】四君子汤加味。

何首乌15克，生地24克，党参、焦白术、茯苓各10克，炙甘草3克。

每日服药一剂，连服40剂后，原来脱发部位有新头发生长。改用八珍膏[23]，每日两次，每次15毫升，开水送下；3个月后复查，新发生长良好，而获痊愈。

【按语】

隋代巢元方著《诸病源候论》说："人有风邪在头，则发秃落，肌肉枯死，或如钱大，或如指大，发不生。"（隋代巢元方撰著《诸病源候论》，人民卫生出版社影印本）。结合本例所述，每当劳累，夜不成寐之时，脱发则明显加重，由此说明气血耗伤，致使部分毛发失去濡养是其主因。因此，以四君子汤为基方，重在甘温益气；同时加用滋养阴血药物，如何首乌、生地，照顾偏虚于血的方面。不过，脱发是一种慢性疾病，只要辨证准确，用药贴切，就应守方守法，以便慢中求效，获得病愈。

五、癣　证

王××，女性，37岁。

【主证】半年前，在颈部、肘窝和腹股沟发现皮肤肥厚，状如席纹，某医院诊断为"神经性皮炎"。近两个月来，由于瘙痒而烫洗、摩擦，致使局部表皮有少量渗出，颈部一块约有4厘米×2.5厘米，均呈对称分布。自觉灼热，刺痒难忍，大便燥结，两三日一行；脉象浮数，舌质红，苔薄黄，微干。

【辨证】脾胃湿热蕴结，加之风热袭于肌表，而发为"牛皮癣"。

【治法】清化湿热，表里双解。

【处方】防风通圣丸[64]。

内服中成药防风通圣丸[64]，每日3次，每次10克，用开水冲蜂蜜汁送下。

局部用甘石散[44]，掺在黄连膏上[46]敷贴，每日换一次。

一周后，皮肤变薄，痒减水止，大便通调，内服、外用药同前。又经一周治疗，皮疹渐渐恢复，燥痒减轻很多。嘱其守上法治疗，前后未投他方，约经21天而愈。追访四个月未复发。共服防风通圣丸[64]一斤有余。

【按语】

癣症有六。《医宗金鉴·外科心法》：说"癣症有干癣、湿癣、风癣、牛皮癣、松皮癣、刀癣六种。本例皮肤肥厚，状如席纹，同时又主要发生在颈部，因此所说之癣应是牛皮癣。究其病因，不外乎风热湿邪，侵袭皮肤，凝聚腠理，郁久化热生风，则瘙痒无度，同时，暗伤阴血，皮肤失养，故干燥肥厚。案中守防风通圣丸治愈，该方取其麻黄、荆芥、防风等能散风止痒；黄芩、山栀、石膏等能清热化湿，当归、白芍、川芎能养血润肤，使风邪得散，湿邪得利，热邪得清，血虚得养，从而达到表里双解、邪去正安的目的。

六、鹅掌风

例1　张××，男性，60岁。

【主证】近五年来，左手掌心坚厚枯裂，时而脱皮燥痒。现在掌心、指间隐约可见针帽大小的水疱，奇痒难忍。每入冬令则指端皲裂，出血疼痛，甚为痛苦。

【辨证】湿热内蕴，聚发于手掌肌肤而成。

【治法】清热化湿。

【处方】二妙丸加味。

　　苍白术、炒黄柏、白鲜皮各10克，银花、薏苡仁各12克，泽泻6克，焦山栀、炒川连各3克。

外用浮萍散[65]，醋泡手掌，每日3~5次，每次10~20分钟。

三天后，掌心、指间水疱破裂，并有少量脱皮，痒感减轻，继用上方治疗。一周后复诊，掌心、指间水疱和燥痒俱除，手掌皮肤柔软，恢复正常。

例2 何××，女性，34岁。

【主证】患鹅掌风达12年之久。据叙每年夏天，掌心则起粟米大小的水疱，隐没其间，继而脱皮，自觉燥痒难忍；冬天则手掌皮肤粗糙，指端裂口，并伴有出血、疼痛。

【辨证】感受湿热风毒，聚积皮肤，气血受阻，皮失濡养所致。

【治法】疏风祛湿，杀虫止痒。

【处方】浮萍散。

浮萍、僵蚕、白鲜皮各12克，荆芥、防风、独活、羌活、牙皂、川乌、草乌、威灵仙各10克，鲜凤仙花一株。

【用法】陈醋2斤，将上药同醋浸泡24小时，放在小火上煮沸；滤去药渣，留下药醋，备泡手之用。每日泡手三次，每次泡手时间10～20分钟，将手从药醋中拿出时，用干毛巾拭净，便可照常工作。切勿用水冲洗。

【注意事项】

（1）本方用于夏季三伏酷暑天泡用最好，其他季节用之效果不显，且凤仙花枯萎，不能取得；冬季不用，避免发生冻疮，慎之。

（2）泡手时，若自觉有轻微皲裂疼痛，须稍忍耐，继续浸泡；如皲裂厉害者，则应暂停，外涂黄连膏润之。待皲裂恢复后，继续浸泡。

（3）一剂浮萍散可浸泡五天，泡至第三天，为了防止药性变质，应置火上煮沸后再用。

（4）本方剂量与药物请勿轻易改动，以免影响疗效。

【按语】

祖国医学所称"鹅掌风"，可能包括手癣、慢性湿疹等多种皮肤病在内。由于本病顽固，影响工作、学习和生活，患者甚为痛苦。虽然治疗方法不少，但理想、有效的药方，实为难得。浮萍散经过多年临床实践，每获良效。

【徐评】

浮萍散是单老经验方，沿用至今达50余年。临床中要注意三点：

一是泡手后要自然干，不可用水冲洗，更不能用布擦之，然后将药汁附着在皮肤上。

二是连续用三年，每年伏天用三至五剂。复发的可能性较小，部分可以根除。

三是凤仙花除根外，用全草效果更佳。

七、蚯蚓毒

徐××，男性，11岁。

【主证】家长代述：该孩一向喜在院内潮湿地上玩耍、坐卧。于三天前，阴茎感觉又痒又痛，逐渐肿起。就诊时发现阴茎包皮肿胀，皮薄光亮，状如蚯蚓弯曲；自觉尿时刺痛，局部痛痒交作。脉象濡数，舌质红，苔薄黄。

【辨证】风湿热邪，客聚肾外肌肤而成。

【治法】清热，疏风，理湿。

【处方】消风散加减。

蝉衣3克，薄荷2.4克（后下），银花、菊花、冬瓜皮、白鲜皮、炒车前子、马鞭草、甘草梢各10克，连皮苓12克，防风、苍术各6克。

局部用消炎膏[53]敷贴，每天换两次。

服方二剂后，肿渐消，痒渐止，再服原方两剂，小便畅快，肿消痒除而愈。前后共历七天。

【按语】

《黄帝内经素问》说："湿伤于下"。患儿平素喜坐湿地，湿浊之邪伤于肌肤，加之风热之邪骤然外客，致使阴茎皮肤光亮、肿胀，弯曲如蚯蚓状，故名"蚯蚓毒"。在治疗中，用茯苓皮、苍白术、冬瓜皮、银花等化湿解毒，佐以防风、薄荷、蝉蜕、菊花疏风消肿，使湿浊得利，外风得除。服药二天，肿消痒止，小便畅快，不过七天而愈。由此可见，在治里湿之中，兼顾表邪，做到表里同治，十分重要。

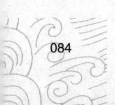

八、阴 痒

周××，女性，28岁。已婚。

【主证】外阴发痒，已有三个月之久。经某医院镜检发现阴道滴虫，内服镇静剂及维生素类；外用含有酚类、薄荷脑、樟脑和灭滴虫类等药物，但痒感仍未减轻。现在检查在小阴唇处可见散在性搔痕，部分抓破，结有血痂；带下黄稠，腥臭很重，小便短赤，大便燥结，心烦口苦。脉象沉细而数，舌质红，苔少。

【辨证】湿热下注，邪火郁结而致阴痒。

【治法】清热利湿，解毒止痒。

【处方】

忍冬藤、土茯苓各12克，黄柏、马鞭草、炒车前子各10克，甘草梢6克。

局部先用蛇床子汤[51]熏洗，每日2～3次；洗后用甘石散[44]药棉外扑，如发现干燥疼痛则嘱其用纱布摊黄连膏加洒甘石散贴之，每日换二次。

按法坚持治疗一周，痒痛完全消失。两个月后追访一次，未见复发。

【按语】

本例辨证关键在于湿、热、毒，其中毒又是三者中的主要因素。因此，不论内服、外用药均重在解毒，清热利湿以辅佐之。内服方中以忍冬藤、甘草梢、土茯苓为解毒要药，对于前阴诸疾尤不可少；黄柏泻火滋阴；马鞭草凉血热而利湿。《本草图经》《名医别录》中记载：黄柏可治"阴伤蚀疮"。马鞭草能疗"下部䘌疮"。车前子通淋利尿，使湿热毒从小便而解。外洗方是经临床多年摸索的验方，其中组方重点在艾叶与苦参配合；艾叶能温气血，祛湿杀虫；苦参能燥湿胜热，杀虫止痒；配以蛇床子杀虫止痒，其效更显。这三味药都是治疗"下部䘌疮"的要药，先熏后洗，确有满意效果。

九、狐惑病

沈×，女性，2岁。

【主证】家长代述：一个月前，因坐湿地致使外阴瘙痒。时隔两周后，发现外阴溃烂，同时在舌体亦发现溃疡。某医院给予抗菌素、维生素内服，外用高锰酸钾浸泡，连续十余天，未见好转。就诊时，发现大阴唇中段和小阴唇下段溃疡连及会阴，溃疡约有2厘米×1.25厘米，疮面上覆有少量脓性分泌物，局部嫩红肿胀；舌体左侧同时并见绿豆大小的溃疡；唇红口干，五心潮热，夜间盗汗。脉象细数，舌质红，苔薄黄。

【辨证】虚火上炎，湿热下注。

【治法】清心导赤，利湿解毒。

【处方】导赤散加减。

玄参、生地、银花、淡竹叶、炒车前子各10克，

赤芍、连翘、滑石各6克，甘草梢3克，通草2.4克。

舌体溃疡外吹冰硼散[66]，每日2～3次。外阴用路路通方[52]煎水湿敷，每天3～5次。

二诊：三天后，外阴部分的红肿顿减，舌体溃疡稍好，五心潮热、盗汗亦有减轻。方药步上方去赤芍，加炒黄连2.4克，外用药同上。

三诊：又经四天治疗，外阴溃疡明显缩小，疱面脓腐已除，显现新肉，舌体溃疡亦见好。惟其大便干结如羊粪，此属湿去热胜结于胃腑。治拟清热解毒，佐以轻通。

【处方】

玄参、生地、银花、鲜石斛各10克，黄芩、连翘心、炒枳壳各8克，生大黄、熟大黄各6克。

服方三剂，内证俱除，外阴溃疡用蛋黄油[67]外涂，每日5～6次，约计一个月，方告痊愈。

【按语】

狐惑病最早见于汉代张仲景所著《伤寒杂病论》。他认为："狐惑之为病，状如伤寒，默默不欲眠，目不得闭，卧起不安。蚀于喉为惑，蚀于阴为狐，不欲饮食，恶闻食臭，其面目乍赤、乍黑、乍白，蚀于上部则声嗄，甘草泻心汤主之。"（汉代张机著：《伤寒杂病论》（桂林古本），广西人民出版社1983年7月第2版）。晋代王叔和在《脉经》中明确提出：

"目赤如鸠眼"，对狐惑病的认识，似较《金匮要略》又进了一步。因此，本证诊断特点为：上有口腔或内外眦糜烂点，下有阴部溃疡面。从这些记载看，是很类似白塞氏综合征的描述。

在治疗上，抓住患儿唇红口干，又不欲饮，手心潮热，夜间盗汗等症候群，此为一派阴虚内热之征。拟用玄参、生地等滋阴降火凉血；又因湿热之邪，移于小肠之腑，症见溲黄、灼热、口糜等症，故加用导赤散使心火从小便而出，配合外用药相辅而行，收效较快。从而体会到：辨证必须抓其要点，处方用药也可跳出旧框框，灵活运用。

【附】鸡蛋黄油制法

熟鸡蛋不限多少，去壳，剥除蛋清留蛋黄，置烧热锅内，加少许香油，再放入蛋黄，小火熬之，约20~60分钟后，锅底有胶样油液，即是蛋黄油，瓶贮备用。

第九章 杂 证

一、瘘 管

例1　黄××，女性，50岁。

【主证】1979年12月12日因右肺中叶患硬化血管瘤，在某附属医院行肺中叶切除术。拆线发现创口感染，经用青霉素等药治疗未愈。三个月后，造影检查发现瘘道，长22厘米，确诊为右侧胸壁软组织瘘管。因畏惧手术，要求中医治疗。

【检查】右侧胸部第6肋间隙，靠腋中线外侧切口上，分别有两处0.5~0.8厘米直径大疮口，探针顺利插入5厘米，挤压疮周有脓液，血液挟杂溢出；同时，伴有右臂上举困难，牵扯疼痛，脉象沉细，舌质淡，苔薄白。

【辨证】手术后损气耗血，加之日久脓水淋漓不尽，更使元气耗损，恐变虚怯重证。

【治法】补益气血，托里排脓。

【处方】四妙汤加味。

黄芪18克，党参12克，白术、当归、银花各10克，茯苓、白芍各9克，陈皮8克，炙甘草5克。每日一剂，水煎服。

局部用提脓散药线[38]，顺瘘管插入，外盖万应膏[38]，每日换一次；疮周肿胀部位，用冲和散[35]掺在万应膏[33]上贴之，3日换一次。

两周后，两处管腔相通、扩大，换药时在药线上包裹稠厚脓液，并有黑色丝线头带出；疮周肿痛范围缩小。又经十天，脓液减少，管腔深度变浅，改拟九一丹药线[39]、拔毒长肉丹药线[76]交替使用，外盖万应膏[33]，每日换一次。再经三周的外治，右臂活动自如；疮周脓肿消失，仅留有黄豆大的疮面，拟冰石散[43]掺在疮面上，盖万应膏[33]，每日换一次，持续两周换药，疮敛而愈。

例2　刘××，女性，28岁。

【主证】两个月前，左侧臀部生一痛肿，某医院肌肉注射青霉素一周，局部发现一肿块微红作痛。经敷药数天，肿痛日见加重，遂至穿溃出脓，但其溃口小，排脓不畅，迁延月余，不能收功。因患者不愿行切开刮脓术，要求中医治疗。

【检查】左侧臀部疮口甚小，挤压周围组织有淡黄色少量脓液，稀薄如胶状；脉象细弱，舌质淡红，苔薄白。

【辨证】气血虚弱，不能托毒外出，脓蚀腐肉遂成瘘管。

【治法】补益气血，托毒外出。

【处方】八珍汤加减。

黄芪15克，党参、茯苓、当归、白术、生地黄各12克，银花、甘草各10克，上肉桂3克。

水煎服，每日一剂。

局部用白降丹[41]药捻插入瘘管内，外盖万应膏[33]，嘱其忍耐疼痛，不要畏惧，24小时后取出药线，见有脓厚的管壁拔出，随之流出较多脓水和败絮样腐败物，疮口扩大。改用拔毒长肉丹[76]，滚在棉签上（削光滑，呈圆锥状），填满瘘管，轻巧抽出棉签，外盖万应膏[33]，每日换一次。连续三周，新肉长满而疮愈。

例3　王×，女性，26岁。

【主证】难产，在某医院行剖腹产术。术后疮口感染，久不愈合，形成腹壁瘘管，长期以来，常有脓水渗漏而出；过三个月后，又行瘘管切除术，缝合切口，拆线复成瘘管，脓水依然渗漏不止，拟定再次切除，患者不同意，要求请中医治疗。

【检查】脐下正中可见一条长达16厘米切口痕迹，在其中段有绿豆大溃口，时有脓水流出；探针插入约5厘米，瘘道稍向上斜倾，其上摸到白果大硬结未化。脉象沉细，舌质淡红，苔薄白。

【辨证】产后百脉空虚，加之手术损伤和脓水淋沥不尽，更是虚上加虚，实有疮怯之渐也。

【治法】益气补血，佐以散结。

【处方】八珍汤加减。

当归、白芍、丹参、银花、白术、陈皮、香附、党参各10克，黄芪15克，甘草3克。水煎服，一日一剂。

局部用提脓散药线[38]插入瘘管，外盖黄连膏[46]，每日换一次，硬结处用冲和散[35]掺在万应膏[33]中外贴，2～3天换一次。

二诊： 按方治疗月余，脓水先是稠厚，依次渐少，药捻插入深度由5厘米减至2厘米，疮口显露红活新肉；硬结渐化。患者精神良好，饮食增加。

【处方】内服方去丹参、香附，再进。局部疮面先用九一丹[39]，后用冰石散[43]，外盖黄连膏[46]，每日换一次，又经一个月内服、外用，疮面长满收功。

【按语】

瘘管的形成，一般需要较长时间。所谓"瘘"，是指疮疡溃后，久不收敛，疮口深陷，脓水淋漓不尽而言。瘘管可以发生于身体各处，但以胸腹、四肢以及皮肉松软部位较为常见。临床上有胸壁瘘管、臀部瘘管和肛瘘等。形成瘘管的基本原因，多为手术不当，痈疽余毒蕴结，病后失调，以致气血虚损，脓水浸渍，造成局部失去营养而成瘘管。

治疗瘘管，既要重视全身表现的各种内证，又要辨认局部溃口部位、形态、脓液的演变等。只要内服与外治互相配合，灵活运用，就能较快地促使瘘管愈合。

瘘管的全身症状，主要是气血亏损所致虚怯内证。这是由于疮口长期渗漏脓水，或者多次手术所造成。因此，内服方总以补养气血为主，然后根据病情灵活化裁。如疮周硬结不化，这是气滞血淤所致，酌加香附、陈皮、丹参等；疮面苍白，呆滞不化，脓水清冷，这是阳气虚弱，寒凝阻滞，酌加上肉桂、鹿角片等，取其温化。

局部用药要十分讲究溃疡所在部位、形态和脓液的演变。

比如：瘘管在臀部、大腿等肌肉丰满部位，可用些腐蚀性较强的拔管药，例2用白降丹药线，两次后就拔出管壁；例1和例3，瘘管部位在胸肋和腹部，外用白降丹药线就嫌其腐蚀性太强，唯恐损伤胸膜、腹膜，变透膜坏症，故宜用药性平和的提脓散药线，效力虽次于白降丹，但亦有祛腐拔管之功，同样取得疗效。瘘管疮口深陷，局部掺药不能达到疮底，宜用药线插入，发挥化管排脓作用。脓毒排尽，方能生肌收口。但在插入药线时，要掌握好深浅度，一般当药线插至疮底时，稍稍提出少许，留在疮面外端部分的药线应向下弯折，便于脓水流出；不要让药线直接插至疮底，唯恐腐蚀将要长好的新肉。脓液稀薄与稠厚，是判断气血是否恢复的象征，脓水稀薄，说明血气虚弱，可两天换一次；若现白色胶样脓液，可能是管化而出；若脓出之时挟有少量鲜血，说明管内有部分肉芽新生，此时药线宜浅，以避免与新肉摩擦发生刺痛。

总之，治疗瘘管，内治要托里排脓，外治要提毒拔管，待其气血充足，脓毒排尽，疮口才能渐趋愈合。

二、瘰 疬

例1　吴××，女性，46岁。

【主证】一年前，颈下发现一个硬核，曾在某联合诊所治疗未愈。就诊时检查：颈颔下硬核两枚，大如桂圆，小如蚕豆，推之可动，肤色如常，不红不痛，若忿怒气郁，硬核胀痛则明显加重。脉象弦细，舌质淡红，苔薄白。

【辨证】气郁湿阻，痰凝结块。

【治法】疏肝理气，化痰散结。

【处方】小金丹。

内服方小金丹[54]，每日两次，一次1.2克，黄酒送下。

局部用火针疗法，每周两次。火针七次后，硬核明显缩小，仅有一处溃破出脓，溃口用九一丹[39]掺在疮面上，盖阳和解凝膏[32]，继续在溃口周围用"火针疗法"。

二诊：按法治疗两个月，颈下硬核基本消退，疮面脓水清稀；并述有头昏、肢软等不适现象，此系气血虚怯，治用调补之剂。

【处方】内服人参养荣丸[68]，每日3次，每次10克。局部继用"火针疗法"。

前后经过二个月治疗，疮敛核消而愈。

例2 彭××，男性，25岁。

【主证】右侧颈部发现瘰疬三枚，至今三年。曾用内服药物治疗，效果不好，要求用火针治疗。

【辨证】湿痰郁结，而成瘰疬。

【治法与处方】"火针疗法"两次后，疮顶硬核软化穿溃，有脓液溢出，疮顶用提脓散[38]，盖万应膏[33]，边缘硬核未化部位，仍用火针刺之。五次后，大的硬核全部化脓穿溃，脓腐较多，外用提脓散[38]掺在疮面上，盖黄连膏[46]，每日换一次。又经一周治疗，脓腐脱尽，疮面渐收；改用九一丹[39]、冰石散[43]，掺在疮面上，盖黄连膏[46]，连续治疗一个月有余，硬核消失，疮敛而愈。

【按语】

瘰疬是一种顽固性的外科慢性疾病。多发于颈项两侧及颌下等处。有的蔓延至锁骨窝及腋窝。初起时患者并无任何感觉，仅在局部发现一个或数个硬核，不红不痛。因此，往往被人忽视，日久渐次增多长大，大的附近生有小核，古人叫"母子疬"；其形连结成串，累累如贯珠之状，名曰"瘰疬"。有些"瘰疬"经过一段时间，逐渐变软化脓，终至破溃成疮，古人则叫"鼠疮"。

祖国医学对瘰疬一证有丰富记载。如《灵枢经·寒热篇》说："寒热瘰疬在于颈腋者，皆何气使生？歧伯曰，此皆鼠瘘寒热之毒气也，留于脉而不去者也。"《伤寒杂病论》指出："马刀挟瘿者，皆为劳得之也。"《石室秘录》说："有生痰块于颈，坚硬如石，久则变成瘰疬，流脓出血；一块未消，一块又起，未几又溃，或耳下缺盆，或肩上或胁下，有串走之状，如鼠穿穴也，故曰鼠疮。盖此症多起于痰，痰块之生，多起于郁，未有不郁而生痰，无痰而成瘰疬者也。"以上所引文献，生动地描述了本病的演变过程。总之，从发病因素来者，外因有湿痰、风热、气毒，内因包括忿怒忧思、谋虑不遂等方面。

治疗瘰疬方法很多，但十分满意的方法却不可多得。经多年临床证明，火针疗法确有一些独特疗效。

推测火针疗法治疗瘰疬的机理，可能为火针直接刺入病变核心，借高温热力，驱寒凝，化顽痰，有利于促使阴证向阳证方面转化，有利于直接燔焫病变组织，使其凝聚之邪得火而散。

三、颈部肉瘤

刘××，男性，37岁。

【主证】两年前，在右侧颈部发现一硬块，不红不痛，继而范围逐渐扩大。硬核由一个发展到四个，融合一体。某医院切片报告：淋巴腺帕克氏肉样瘤，曾在院外用过麝雄药线灸治三个月未效，遂来我院要求试用火针疗法。

【辨证】脾失健运，湿痰凝滞。

【治法】活血理气，化痰散结。

【处方】小金丹。

内服小金丹[54]，每日二次，一次1.2克，黄酒送下。

局部用火针拔罐法（具体操作见第三章火针疗法），每周一次，针治七次后，肿块消失三分之一；针治三十四次时，肿块已近全消，仔细触及，发现遗留3个形如指尖大小淋巴结，又针二次而愈，十年后追访，病人已恢复健康。

【按语】

中医论瘤，分为六种：坚硬色紫，累累青筋，盘曲若蚯蚓状者曰"筋瘤"，微紫微红，软硬兼杂，皮肤中隐隐若红丝绕缠，时时隐痛，触破则流血不止者曰"血瘤"；紫黑坚硬如石，疙瘩迭起，推之不见移动，坚硬贴于骨者曰"骨瘤"；软而不坚，皮色如常，喜消怒长，无寒无热者曰"气瘤"；日久化脓，流出脓水者曰"脓瘤"；或软如棉，或硬如石，皮色如常，不紧不宽，始终似覆肝者曰"肉瘤"；软而不硬，皮色淡红者曰"脂瘤"（粉瘤）。

本例肉瘤用火针治疗，是在多年来治疗瘰疬的基础上得到启发。本例虽经火针治愈，不过例数太少，现简介如上，仅供同道研究参考。

四、流　注

陈××，男性，14岁。

【主证】1961年因不慎跌伤右腿，当时并无明显疼痛和不适。1962年夏天，右大腿外侧渐渐肿起，时有疼痛。同年十月穿溃流脓。就诊时，发现疮口凹陷，约有半寸深，时流脓水；形体瘦削，精神萎靡，食欲欠佳，脉象虚细，舌质淡，苔薄白。

【辨证】外伤血瘀，阻于经络，日久不解，化热，热胜肉腐，故穿溃流脓，日久不愈，更致气血大亏。

【治法】大补气血。

【处方】十全大补汤加减。

黄芪15克，党参、当归、生地黄、鹿角片、白术、茯苓各10克，赤白芍、陈皮各10克，川牛膝6克，甘草、上肉桂各3克。

局部用提脓散药线[38]插入疮内引流，外盖万应膏[33]，每日换药一次。

二诊：时经二月，脓水渐转稠厚。近一周来，发现右少腹疼痛，不红不肿，系由气血违和所致。

【处方】在上方中，另加小金丹[54]，每日二次，一次1.2克，黄酒送下，少腹疼处加冲和散[35]，掺在万应膏[33]上敷贴，疮口换药同上。

三诊：经十日治疗，少腹疼痛已愈。疮口脓水黄稠，同时伴见头昏、腰痠、低热、盗汗、小便色黄，此属阴分耗伤，虚热内扰，治拟养阴退热法。

【处方】

地骨皮、制鳖甲、肥知母、银花、煅龙牡、浮小麦各10克，秦艽4.5克，青蒿、连翘、生地各6克，甘草3克。

外用药同上。

四诊：服方十剂，热退汗少，脓液由多转少，药线插入已浅，触之，疮口略有疼痛和少量鲜血渗出，这是新肉渐生、病势转佳之兆。

【处方】内服小金丹[54]，剂量、用法同上。外用九一丹[39]、冰石散[43]，盖鲫鱼膏[31]。又经一个月治疗，疮面收功痊愈，现已复学读书。

【按语】

方书云："流者流行，注者住也"。人身气血周流不息，循环无端，一旦湿阻、瘀血余毒，皆可造成气滞血壅，则生痈肿；有时发无定处，乘虚而生。因此，发病部位常有此处未愈，他处又起。本例始于外伤气阻血瘀，初起时症状并不明显，常被忽视；若已出现轻度寒热，局部疮形发起，疼痛较重，在酿脓欲溃阶段，只能因势利导，予以托里排脓，常用透脓散之类；若穿溃之后，脓水稀薄，日久不敛，必致气血耗损，治应本着"虚者补之""损者益之"之法，方为妥当。案中拟用甘温补益的十全大补汤，虽系平淡习用，但是，只要随证变通，就可获得良好效果。如疮色黯淡，阳气衰微，加鹿角片之类；病久阳损及阴，出现阴虚内热，酌加鳖甲、地骨皮、青蒿之类；若有流窜他处之势，加服小金丹，常有防微杜渐之效。总之，对于流注一类疾病，既要守未成宜消，已成托透的原则，又要视其病情进展而随证化裁，则不致于形成损筋坏骨的坏证。

五、疟　腮

丁××，男性，9岁。

【主证】右腮肿痛两三天。局部肤色濡白，肿大如鸭卵；同时兼有恶寒发热，体温38.6℃；脉象浮数，舌质红，苔薄黄。

【辨证】阳明湿痰，挟有风热上乘，遂结为病。

【治法】消热解毒，疏风消肿。

【处方】银翘散加减。

银花、玄参、夏枯草、料豆衣各10克，连翘4.5克，板蓝根6克，甘草、青陈皮各3克，薄荷2.4克（后下）。

局部用冲和散[35]掺在消炎膏[53]上敷贴，每日换一次。

昨投辛凉清解之剂两贴，热退肿消。再按原法原方，又治三天，肿消痛止而愈。

【按语】

痄腮多患于小儿，发于春、冬两季为多，有发单侧，亦有发双侧者。一般而论，初起两三日，肿而不硬者，以疏风清热解毒，每多消散；若过七天，表症已解，肿硬仍不消退，间或有成脓穿溃者，按溃疡法处理之。

在治疗上，本病初起，以清热解毒、疏风消肿为主，常用药物有：玄参、夏枯草、银花、连翘、板蓝根、料豆衣、薄荷；病程迁延，硬结不化，加用橘核仁、青陈皮、浙贝母（或土贝母）、僵蚕；若有酿脓欲溃之征，加用甲珠、皂刺攻托之。

六、头皮溃疡

皮××，女性，28岁。

【主证】据述一年前，在实验室内不慎头发被机器卷去，引起急性头皮撕裂伤，当时急送湖南医学院附属第一医院抢救，经对症治疗和反复植皮三次，最终在头顶处遗留一块4厘米×2.8厘米溃疡，持续八个多月，一直不能愈合。于是，来汉要求中医外科治疗。就诊时，发现头顶部分疮面淡黄色，脓水质清稀，基底组织苍白呆滞，在其边缘略有轻度肿胀，兼见头昏、气短，精神疲乏，夜间虚汗较多，脉象细弱，舌质淡黄，苔薄白。

【辨证】头部肌肤暴力外伤，迁延日久不愈，致使气血虚怯，疮面难收。

【治法】益气养血生肌。

【处方】四妙汤加味。

黄芪15克，党参、银花各12克，白术、茯苓、熟地黄各10克，川芎、橘皮、甘草各6克。

局部用九一丹[39]，薄薄均匀撒布于疮面上，外盖玉红膏[48]，每日换药一次。

二诊：五天后，疮面脓水略有增多，水肿样肉芽组织稍有消退，且色泽转为红活，说明局部气血渐有充盈回复之象。

【处方】

内服上方加炒白芍12克，山药15克，局部用拔毒长肉丹[69]，均匀撒在疮面上，外盖玉红膏[48]。

三诊：按方治疗一周，疮面脓水仍然较多，质稠厚，疮底组织苍白、呆滞，竟转红活如珠，有时在清洗疮面脓腐时，时有少量鲜血渗出，内服方同上。局部用九一丹[39]、冰石散[43]等份和匀，掺在疮面上，外盖黄连膏，每日换药一次。

四诊： 经十天治疗，疮面范围有所缩小，脓水不多，疮顶红活，内症明显好转，食欲如常，内服方改用甘温扶脾，益气生肌。

【处方】

黄芪、党参、银花各12克，当归、白术、茯苓、熟地黄、山药各10克，橘皮、川芎、甘草、白蔹各6克。

局部用珍珠粉撒在疮面上，外盖黄连膏[46]，每日换药一次。

五诊： 换药五天后，疮面肉芽新鲜红活，局部范围缩小到0.8厘米×0.2厘米。在清洗过程中，时有鲜血渗出。

【处方】

外用、内服同上。按照上法上方，坚持内服外治，又经半个月治疗，疮面全部愈合，前后治疗共历近两个月。

【按语】

头皮撕裂所致慢性溃疡，经中药治疗而愈，关键在于分清局部脓水的性质、疮面形态和全身状况。本例患者年龄较轻，气血旺盛，虽然出现头昏、气短、神疲、多汗等症，这种虚证是由于外伤流血过多所致，并非元气耗竭。因此，在内服方中，始终守用益气养阴，对于帮助疮面恢复有一定好处，局部疮面处理大致分为三个阶段：一是拔毒祛腐。疮面色暗淡，脓水清稀，说明气血阻滞，脓腐未脱，但又考虑头顶部分皮肉较薄，若提脓祛腐之药较强，如三仙丹等，唯恐损筋伤骨，更难愈合，因此，选用性质平和的九一丹。二是拔毒长肉。当疮面脓腐渐脱，疮底转为红活，说明气血充盈，此时用拔毒轻、长肉多的拔毒长肉丹外治，偶而也换用九一丹、冰石散等和匀，其目的是边拔毒，边收水，边生肌。因此，疮面范围的收缩较前明显。三是收水生肌。当疮面缩小到最小范围时，应该外用一些生肌效果卓著的药物，如珍珠粉之类，意在一鼓作气，尽快愈合，否则又怕沿疮处烂开。总之，从本例治疗可知，对于治疗局部疮疡，一定要辨证准确，用药得当，才能收到预期效果。

七、肾俞虚痰

雷××，男性，42岁。

【主证】平素感觉腰府酸胀重着、疼痛，并未引起注意。三个月前，在左侧肾俞处发现一个形如鹅蛋大小肿块，色泽濡白，不红不热。自述畏寒、肢冷难以转温，大便时有稀溏；脉象沉细无力，双尺更微，舌质红，苔薄白。

【辨证】肾阳虚怯，寒湿凝聚不散，致使气血壅阻经络，发为肾俞虚痰。

【治法】温通肾阳，扶正散寒。

【处方】阳和汤加减。

　　炙麻黄、炮黑姜、上肉桂各3克，银花、熟地各15克，茯苓、枸杞子、黄芪各12克，炒杜仲、炒白芥子、甘草各6克。

局部用回阳玉龙膏[29]，白酒调敷，每日换药两次。

二诊：两周后，局部肿块有所增大，皮色转红，疼痛加重，病情有从阴转阳、由深移浅之兆。步上方上法，再进补托之剂。

【处方】

　　黄芪、党参、银花各15克，茯苓、熟地、当归、白芍各12克，甲珠、皂刺、川芎各6克。

局部用冲和膏[30]、回阳玉龙膏[29]各半，青葱捣烂如泥，白酒适量调如糊状，外敷。每日换药两次。

三诊：十天后，疮形高突，红肿集中，将溃，脓水清稀，带有白色絮状物流出，换药时，用镊子又钳出较多絮状物，肿势明显平复，脓水随之流出不少；近几天来，感觉头昏、心慌、肢软，时有虚汗，惟饮食尚可；脉象虚细，再拟温补之剂。

【处方】

　　黄芪15克，党参、白术、茯苓各12克，地黄、枸杞子、鹿角片、山药各10克，陈皮、麦冬、五味子、甘草、上肉桂各6克。

疮口插入提脓散药线[38]，外散提脓散[38]，盖外应膏[33]，每日换药一次。

四诊：按方治疗一个月，虚损内症有所改善，脓水渐转稠厚，其疮底部隐约可见新肉萌生。

【处方】

内服方同上，外用提脓散[38]，掺在疮面上，盖万应膏[33]，每日换药一次。

五诊：疮面溃烂，脓腐尽脱，面积4.5厘米×5.5厘米，周围硬结消散。改用下述方剂。

【处方】

内服六味地黄丸[24]、全鹿丸，交替应用；疮面掺九一丹[39]、冰石散[43]，外盖玉红膏[48]，连续换药三周，疮敛而愈。

【按语】

肾俞虚痰乃肾经外痈重症，历代外科文献对其严重性均有阐述，如《外科医案汇编》说："肾俞内发，由真元亏损而成，勿乏视之。"（见马案）治疗应本"此当坎位，地冷多寒，自宜温补"（余听鸿语）。首诊用阳和汤温化寒凝，气得温则行，血遇温则流，气血通畅，则疮转生机；当皮色泛红，酿脓欲溃，改用托补，使之脓出为吉，血出为凶。本案溃后，始终守用甘温、甘润之剂，从脾从胃而治，注意调整养阴与温阳，避免溃后发生"疮怯易成"、"元气易败"；正如余听鸿所说："若不补阴，专治其毒，则肾水更伤，毒难速化；若专补阴而不通阳，则阴无以生，毒且深藏不能外泄"（清代·余听鸿编撰《外科医案汇编》，上海科学技术出版社1961年版）。外用诸药之理，也是本乎内科法度，当温就温，当散就散，提脓祛腐，收水生肌，分别采录，俱有层次。由此可知，循理用药方奏奇功。

八、脾脏切除后疮久不愈

许××，男性，42岁，会诊病例。

【主证】脾脏切除两年，疮面久不愈合。中途曾施扩创术两次，仍未能促使愈合。会诊检查：左上腹肋下发现疮面，体积为6厘米×4厘米×3厘米，外阔内狭，形如漏斗状，基底部高低不平，脓水不多，质不稠厚，无特殊气味。食欲一般，夜无虚汗；脉虚细，舌质淡红，苔薄。

【辨证】术后气血双虚，余毒未尽，致使局部失于营养，以致疮久不敛。

【治法】托里解毒。

【方剂】四妙汤加味。

黄芪、党参各15克，漂白术、当归各10克，银花12克，连翘9克，甘草3克。

局部用消毒棉花做成药捻，外裹提脓散[38]，松软地填满基底部，疮面外盖玉红膏[48]，每日换药一次。

二诊：六天后，疮内组织由暗红、呆滞状态，稍转新鲜、红活，外口略有扩大。内服药不变。局部按原法改用奔江丹[77]掺在疮面，外盖玉红膏[48]，每日换药一次。

三诊：二周后，疮转红活，脓液渐变稠厚，内症俱平。内服上方去连翘加白芍9克，白蔹9克；局部换用拔毒长肉丹[69]掺于疮面，外盖玉红膏[48]，每日换药一次。

按上方每日换药一次，仅用一个多月的时间，疮面愈合出院。

【按语】

外疡书云：气虚则疮势难于发起，破溃；血虚则难于生肌收口。本例行脾脏切除术，气血两虚，可想而知；加上疮久不敛，又施两次扩创，更是虚上加虚，故而疮面久不收功。内服方以芪、归、参、术益气生血为主，重在扶脾益胃；外用拔毒祛腐，腐祛则新生，两者配合，自能促使疮面愈合。由此可见，疮面愈合的迟早，实与气血盛衰关系密切，而气血盛衰无不与脾胃功能的健运相连。因此，对外疡大症，一要托补，二要调其饮食。诚如余听鸿所说："外症以胃气为本，胃以喜为补"（见《外证医案汇编》）。

下篇

医话和家传验方

第十章 医 话

一、小儿喉证治验

　　小儿外证，显现于体表之外者，容易发现，隐匿于口腔内部的疾患，最易疏忽，必须仔细观察其动态，详听其父母的诉说，结合医者检查所得，然后做出及时处理。曾忆1937年盛夏，余在庐山养病，住剪刀峡。同居易姓小儿，不足周岁，夜半突然叨吵异常，家中老少不知所措，邀请视之。见小儿啼哭不止，口淌涎水甚多，喂水则咽下困难；摸其肌肤并无寒热，全身亦无其他异常。暗自思忖，莫非病在喉中耶？用竹筷压舌视之，果然窥见右侧咽喉红肿，乳蛾肿大。立即取出雷允上六神丸8粒，嘱用温水送下；喉内吹入白吹喉散[71]；另用外移法，将异功散[72]掺入鲫鱼膏[31]中贴在右侧颈下廉泉穴上。翌晨七时，见小儿活泼欢笑，饮水如常，检查咽喉，乳蛾已消，红肿亦退，揭开膏药，有水疱发起，随即用针挑破，放出毒水，再用黄连软膏外敷，两天后痊愈。

二、鸭蛋子治疗耳痔既快又好

耳痔又称耳息肉，是由耳道内长出的赘生物，有的形如樱桃，有的状如菇菌，间或暴出耳道口外，色红无皮，触之出血。若见此病，可用鸭蛋子治疗。

方法：取鸭蛋子2～3颗，敲破去壳取仁，合上米饭两粒，共捣烂如泥，搓成小丸，放在息肉上，外用干棉球塞紧。隔日必见息肉部分蚀去，并有少量黏液渗出。换药时用消毒湿棉球，将患处洗涤干净，继续外敷上药，直至痔赘平复为止。但是，有时毒水浸润，痔周皮肤发生腐蚀现象，则应暂停上药，改用冰石散[43]撒于患处，外盖黄连膏[46]，每天换药一次，3~5天毒水自止，腐蚀皮肤已好，再继续用鸭蛋子腐蚀，大约3~5次，耳痔就可平复而愈。

三、骨槽风治验纪实

余忆二十五年前，有一王某，28岁，患"骨槽风"。见其右侧耳下颊车间，有一疮口如绿豆大，边缘整齐，时流臭秽脓水，四周硬肿色白，按之坚硬，口不能张大，迁延两个月不愈。余细询病之始末。据云：两个月前宴罢晚归，即觉右侧牙根及耳下疼痛，自以为气火作祟，吃柿子一个，隔日牙根肿起，疼痛颇甚，延及腮颊焮肿，请某医治之，内服生地、生石膏等药数剂，肿势不减，反而日见增大，牙关拘急，复转某医院住院诊治两周，其间由于肿痛加剧，酿成内脓，遂请西医开刀排脓，肿痛虽然递减，但疮口每日换药达一个月之久，终不能愈合，四周肿硬亦不见消，要求中医治疗。

综观病情演变全过程，此证隶属骨槽风。内服补托温化，佐以搜风通络之剂，外用提脓生肌之药，前后治疗不出两个月收口而愈。具体用药步骤大致如下：疮口插入提脓散药线引流；四周肿块处用冲和散掺在阳和解凝膏[32]上外贴；疮口边缘有腐肉不易脱落者，加用白降丹[41]水调薄涂于疮口边缘之腐肉上，1~2天换药一次。内服党参、黄芪各12克，白术、防风、僵蚕、云苓各10克，银花15克，陈皮、砂仁、甘草各6克，肿消结化则去僵蚕、防风、砂仁，守方治疗，未再更变。当疮口渐大，部分新肉红活，同时有米粒大小之朽骨显现，用白降丹点少许在朽骨上，两次后朽骨脱落，疮面肉芽增生，换用九一丹，外盖黄连膏直至收功。

四、鲜牛肉治疗流火实验

十余年前，一妇人年近四旬，双下肢红肿灼热疼痛，举步艰难，经他医治疗7~8天不效，经友人介绍来我处求治。检查发现左小腿焮赤灼热疼痛，右小腿亦然；但其痛感右重于左。

遂用珠红散[73]掺在鲜牛肉上，贴于患处，约贴四天，红退肿消而速愈。

具体操作：将鲜嫩牛肉切成一分厚的薄片，用珠红散均匀地撒在牛肉上，贴于患处，每日换一次，若灼热疼痛颇剧者，亦可一日换两次。

五、临床两得

曾某，年62岁，患阴疽两个月余，生于胸膺左侧第七至第八肋间，初起发现一硬块，不肿不痛，经他医治疗月余，发现红肿面积日渐增大，疼痛加剧，因见其内脓已成，某医院抽得脓液少许，数日后自行穿溃，治疗日久，疮口不能愈合，拟再用手术切刮，因患者疑虑，不愿手术，遂来我院门诊。

检查：见疮口凹陷，脓水稀薄，触之疮口上方仍有硬块未化，细询其得病原因及生活状况，方知年少时先天禀赋不足，加之平素思虑过度，以致气血亏损，拟用八珍汤[23]，加银花、陈皮、浙贝内服，约服30余剂后，始见疮口红活，脓液转为黄稠，疮内空洞渐有新肉长起，硬块亦稍软化缩小。后改服小金丹[54]，每天三次，每次一粒。外治方面，初起用提脓散药线插入疮口引流，疮面加九一丹，当脓腐渐去，新肉渐生时，换用拔毒生肌散[40]撒在疮面上，盖以黄连软膏[46]，前后共历三个月方告痊愈。

朱××，年50岁，平素悭吝，日久起引他人仇恨。一日外出，被人用镪水泼洒于背部，当即疼痛，急忙回家更衣，衣已蚀破，背部灼伤数处，疼痛难忍，遂至医院诊治。经两个月治疗，部分疮口愈合，惟左侧背后尚留有一铜钱大疮面，胬肉高突，不能收功。经用手术方法切除胬肉，3～5天后胬肉复起，如此反复三次，始终不能痊愈。经人介绍，求治于先父单厚生老先生。

先父视其疮面并无脓腐之物，只见新鲜胬肉高突约一分厚，外用提脓散[38]薄薄掺在胬肉之上，用黄连膏[46]敷盖，约经四周观察治疗，皮长肉生而收功。此为昔日余侍诊目睹之事实，特此提出记载之。

六、治耳肿痛良方——滴耳油

一妇人年过三十，突然感觉耳内疼痛，并有少量脓液溢出，耳周漫肿，微有潮红，遂请诊治。视之，系由气火上升，郁滞不散，乃用河南白蚤休研细末，茶汁或米醋调敷，每日1~2次，耳内滴入滴耳油。内服金银花、玄参各10克，生山栀、赤芍各4.5克，浙贝母、茯苓各6克，石菖蒲、连翘各3克，玫瑰花三朵为引；按方调服，五天而愈。

七、鼻疳丹治鼻臭奇验

南京某名画家，擅长画猴，名噪海内外。因患鼻臭痼疾，曾多方求治，收效甚微，倍感痛苦。某年曾来汉主办画展，经友人介绍来我处求治。检查鼻腔干燥并无浊涕流出，只是从鼻孔呼出之气恶臭难闻，尤如马桶散发臭气。余取出鼻鼓对准鼻腔吹入鼻疳丹[74]，每日2次；内服玄麦甘桔汤，一日一剂。三日后，鼻孔呼出恶臭之气骤减。看了三次，痼疾顿除而愈。

八、甲珠治乳衄

曾记古书有云：甲珠一味，可治乳汁不通。余从临床体验，甲珠能疏通乳窍内瘀滞之血络，用之效验恒多。曾治某妇人，年近五旬，两三个月来，发现双乳头时有淡红色或黄色分泌物溢出，用手触之，乳晕四周似有硬结，因平素有肝肾虚热之证，宜服养血柔肝之品，如当归、白芍、蒲公英、橘核各12克，生熟地、甲珠、香附、广木香各10克，青皮、陈皮各4.5克，甘草3克。守方调治二周而愈。

九、棉垫压迫法治愈乳漏

乳痈溃后多数是脓尽而敛，少数也有脓液虽尽，但其乳汁常从溃口流出，影响疮口愈合。余读《洄溪医案》后，受到启发。每遇乳漏之症，常用消毒纱布折叠6～8层，压迫疮口，并嘱用乳罩适当束紧，两日换药一次，经过3～5次后，即告愈合。

十、喉菌纪实

某年余在庐山避暑，邻居张姓小孩，年方十三岁。据家长代述：近二十天来，感觉咽部不适。余嘱患儿张口视之。当口张开时，在喉部迅即发现撑开一枚二分硬币大小之菌状物，头大蒂小，随着呼吸而张缩。予给清肺胃药服之：土牛膝、玄参、麦冬、生地、浙贝母各10克，炒白芍12克，桔梗、甘草各6克，薄荷1.5克（另包后下），外吹黄吹喉散[75]，每日1～2次。守方治疗不出十天，喉菌消失而愈。

十一、四心活血莲治吐血、咳血

先父厚生公每遇大吐血，或者痰中带红，均用四心活血莲（刮去背后毛）两支，荷包草6克，丹参、白茅根各15克，瘦猪肉半斤，加食盐少许调味，煨汤服之。1～2次即可止血。

十二、湿热上冲头疮奇痒

余忆1936年至1938年之间，某山货行一妇人，年龄40岁左右。曾患头疮，奇痒难忍，就诊于同仁会医院，数诊未效，遂来我处求治。视察发现满头皆是黄色厚痂，搔破之处，滋水外渗；自述奇痒，如虫所窜。余曰：此乃湿热上冲。治宜清热解毒，理脾祛湿法，药用马鞭草、车前草、白术、赤苓9克，苡仁、银花各15克，玄参10克，土茯苓12克，水煎服；外用福寿丹麻油调成糊状，外涂，每日2～3次。五天后复诊，患者面喜于色，告之痒感大减，特别是外涂药后，厚痂渐脱，痒更见轻。因效不易方，仍宗原方出入，调治月余而获痊愈。

十三、生南星治验眼胞痰核

有一女孩，年仅七岁。左上眼睑发现一个形如蚕豆大的硬核，不痛，推之可动，皮色如常，迁延两年不消。曾就诊于市内某西医院，主张开刀治疗。其家长惟恐术后留有疤痕，影响美观，于是，求余诊治。余视诊为眼胞痰核，用生南星一个蘸醋磨浓汁，外涂患处，每日2～3次，连续用药月余，核化而愈。

十四、失音治验

一女年仅十九岁，因与家人发生口角，在怒气之下服药自杀。幸好家人及时发现，立即送往医院抢救而得生。其后说话只是嘶哑没有声音，余谓此症中医称之"失音"，多由风热暴迫所致。遂用玄参、麦冬各6克，桔梗4.5克，甘草3克，薄荷1.5克，开水冲，加盖3～5分钟后，频频饮之。按方治疗5～6天后，声音渐渐响亮，连续服药20余天，竟完全恢复正常。

十五、漫谈湿毒疮类治疗经验

（一）概述

湿为重浊之邪，既可因脾肾两虚而发于内，为"痰饮"、"水肿"聚集；亦有外受湿气发于肤表为皮肤诸病。单就外科而论，因伤于湿，日久蕴结不解，遂发肌肤浅表之病，较为多见。例如脚缝瘙痒，破流毒水的"湿脚气"；发于耳后褶缝间，破烂发痒，蔓延浸淫的"旋耳疮"；发于四肢弯曲之处，缠绵难愈的"四弯风"；发于小儿颜面，嫩赤发痒流水的"奶癣疮"；头上结白痂，干燥发痒的"白秃疮"；更有湿毒下趋所生之疾，多发于足胫、足背、足踝等处。由此可见，湿毒为患的广泛性。个人认为湿之所以如此危害于人体，因其郁久化热，湿之与热，既可化风，亦可化虫。因此，湿、热、风、虫互为因果，故其治疗大法不外乎清热，利湿，祛风，杀虫。

（二）下肢湿毒

湿毒下注，腿部足下等处发痒破皮流水。湿重者水出不止，若以油膏敷之则出水更多，患者甚为苦恼。用麦麸研成细末，冷开水调成糊状，厚涂于患处（约三分厚），一日数易，约经2到3日后，毒水自少，然后再用硫磺软膏，或加撒甘石散或冰石散于软膏上敷贴患处，一日一换，数日内可以水收痒止而愈。

刘某某，女性，65岁。

素有风湿痼疾，此次发作颇为厉害。双下肢肿胀发痒，皮肤紫黯，抓后破皮，有淡黄色的毒水向外流出，为时月余。遂用上法（麦麸粉末）外敷，内服清热利湿之剂，如连皮苓、马鞭草、汉防己、生甘草、车前草、苍术、炒黄柏、银花、薏苡仁、牛膝、青陈皮等。前后治疗7曰，水收肿消痒止而愈。

（三）湿脚气

脚趾缝发痒，抓破则有臭水外溢，有的脚趾破烂疼痛，行走不便，甚至溃烂面积连及脚背，举步艰难。治法：轻者干痒，先用温水洗之，再用甘石散扑之；重者破烂疼痛，毒水外溢，用冰石散撒之，黄连软膏上敷贴，一日一换，可以收水止痛。

李某某，男性，45岁。

脚缝原有湿毒宿疾。近因阴雨绵绵，诱发本证，脚趾间发痒流水，脚掌起水疱，挑破则流黄色腥臭毒水，疼痛不能步履。治用冰石散撒之黄连软膏上敷贴，一日一换，前后约经18天，收水生肌而愈。与此同时，内服牛膝、白术、薏苡仁、炒黄柏、银花、车前草、木瓜各3钱，甘草1钱。

（四）奶藓疮

多发于婴儿头部，颜面、全身则亦有之，皮肤起疏密不等的赤色小疹，破后流水结痂，瘙痒，甚至叨吵不安，可用黄连油外涂，一日三次。另有一方，名曰"艾连油"。制法：黄连研细末，加少许麻油拌匀成糊状，置于大口空瓶壁上，再用艾绒搓成如钱大一团，约一寸高，将艾团点燃出烟，然后将瓶口倒悬，正对其艾烟熏之，约半小时，瓶再置正，加适量麻油调成糊状。

用法：用新毛笔沾艾黄油擦患处，有杀虫止痒之效。

注意：本证忌水洗，否则疹破，流水更多，其次，已经流水者另用麻油一两煮熟，用消毒棉球沾温油拭净毒水，再擦艾黄油，效果更好。

王某某，男性，1岁。

出生月余，眉心前额出现湿疹，皮肤潮红发痒，以后逐渐延及面颊、耳下，破皮流水，瘙痒难忍，外用艾连油擦之，一日三次，连用二十天而愈（毒重者可酌情内服清热解毒之剂）。

（五）旋耳疮

发生于耳后褶缝之间，发痒微痛，破烂流水，蔓延浸淫，甚至耳褶裂开如刀割状。若痛重于痒者，用冰石散撒之黄连软膏上敷贴；若痒重于痛者，用甘石散撒之黄连软膏上敷贴，一日一换。

陈某某，男性，6岁。

耳后褶缝发生湿疹，抓破流水，已一周。在其皱褶之处，约有3厘米长的裂缝，既痛且痒。外用冰石散撒在疮口上，其余浸淫瘙痒之处，撒之甘石散，均外盖黄连膏，一日一换，前后共治疗一个月而愈。

（六）四弯风

本病的特点：病位俱在上下四肢弯曲之处，常对称发生。赤色丘疹成片，干燥发痒，缠绵难愈，有的愈后又发作，时常反复。有的发于双腿弯处，有的四肢弯处均发。痒甚者搔抓流水，继而结痂。

外用药物：若干燥不流水而发痒者，用黑油膏薄擦；发痒流水结痂者，用甘石散置在黄连软膏上敷贴；若溃烂疼痛不痒者，用冰石散置在黄连软膏上敷贴，一日一换。

李某某，女性，30岁。

双肘窝之处皮肤潮红，起红色疱疹，面积为4厘米×4厘米，干燥发痒。嘱患者先用温水轻巧拭净，再用黑油膏薄薄涂搽，一日三次。五日以后燥痒顿减，经近一个半月的治疗，才恢复正常。

（七）白秃疮

本证在旧社会为小儿常见皮肤病。主证：头部皮肤干燥发痒，搔之则有较多的白色鳞屑脱落。可用黑油膏薄擦，一日数次，至缩小为度。

杨某某，男性，11岁。

头部皮肤有散在性如铜钱大小的数块白秃疮，干燥发痒，搔之则有屑皮脱落，内服防风通圣丸，一日二次，一次一钱；外用蛇床子汤煎水熏洗，外擦黑油膏，一日三次，一周后白屑脱净，瘙痒减轻，继用黑油膏薄擦，复经半个月后而愈。

（八）天疱疮

此疮在头面、周身皆可发生，初起时仅在皮肤上起白色水疱，皮薄光亮，疱破则毒水外溢，甚者溃烂疼痛。每当夏令，暑湿交蒸，小儿多患此疾，且有传染性。毒水流向何处，即可发生类似损害。初起未破，将如意金黄散用麻油调成糊状外涂；溃破则用冰石散撒之黄连软膏上敷贴；疮面小者可外贴鲫鱼膏；内服清暑解毒之剂。

王某某，男性，三岁半。

病起四日，颈及胸脯均生散在性大小不等的白色水疱，内含有半透明的毒水，发烧，体温为38.5℃，夜间哭吵，小溲色黄。内服清热涤暑解毒之剂：黄芩、蝉衣、炒山栀各1

钱，连皮苓、银花、六一散各3钱，浙贝母1钱半。日进一剂，二次服完；外用如意金黄散麻油调擦，时过2日，有的溃破，有的消散。溃破流脓水者改用冰石散撒置在黄连软膏上敷贴，换药10日而愈。

（九）坐板疮

此疮生于臀部与肛门外缘，形如黍或豆，色红作痒，甚则焮红肿痛，势如火燎，挤破则有脓血。

发病原因：多由久坐湿地或暑天晒热的地上、石上或板凳而起，以致湿热化毒，凝滞肌肤而成。

外用大枫子油膏外擦；内服清热利湿解毒之剂。

赵某某，男性，32岁。

入夏以来，常坐潮湿之地，致使臀部两侧遂发坐板疮，先痒后痛，有的抓破后渗出脓水。外用大枫子油膏涂擦；内服白术、炒山栀、连翘、牛膝各2钱，薏苡仁5钱，银花、连皮苓、六一散各4钱，丹皮3钱。日进一剂，过3日后，患者痛痒顿减，继续外涂大枫子油膏，至十余天才愈。

（十）黄水疮

本证随处可生，其中以头面、耳项为最多。初起如粟米，搔抓不已，破流黄水，浸淫成片。外用冰石散撒置黄连软膏上敷贴；内服清热解毒祛湿之剂。

周某某，男性，12岁。

患孩头部于五日前生疮，抓破则流黄水，痒重于痛，毒水流到之处，即生此疮，逐渐向前额、面部蔓延。外用甘石散、冰石散两方混合，撒置于黄连软膏上敷贴，一日一换，内服炒苍术、黄柏各1钱半，银花、连皮苓、薏苡仁各4钱，车前草、马鞭草各3钱，甘草1钱。一日一剂，至8日而愈。

（十一）肾囊风

俗名"绣球风"。发生在阴囊之处，干燥发痒，喜用热水烫洗。抓破脂水浸淫，间或有灼热疼痛，似如火燎，重者皮肤变厚粗糙，经久不愈。内服：清利杀虫之剂；外用：湿重有脂水渗出者，外擦石决明散；干痒者则用黑油膏薄涂；痒而痛者用冰石散撒置黄连软膏上敷贴。

马某某，男性，39岁。

阴囊皮肤干燥发痒，有三年之久，曾在某医院皮肤科诊断为神经性皮炎。近月，经常发作，夜间痒甚，有时因痒不得安卧，喜用热水烫洗，皮肤上可见粟米样的损害，抓破则脂水浸淫，小便色黄。系由湿热下注，发为肾囊风，治宜清热利湿、杀虫之法。内服：薏苡仁5钱，炒黄柏、白术、白鲜皮、地肤子、炒车前子、炒山栀、炒枳壳各3钱，银花、土茯苓各4钱，牛膝2钱。日进一剂；外用：蛇床子汤煎水熏洗，一日三次，外擦石决明散，一日3～5次，经过20余天治疗而愈。

【徐按】

上述十个病种，是单老治疗湿毒性皮肤病的概括性总结，尽管有些资料比较简略，但是可以从中窥视到单老治疗湿毒性皮肤病的三大特点。

一是在病因上比照先哲所言，头面风热居多，躯干火毒为患，下肢湿热为主。这样为治疗指出了明确的方向，可谓辨证施治的提纲。

二是治疗方法各有侧重，特别是外用药的选择方面：痒重于痛者，用甘石散；痛重于痒者，用冰石散；痛痒相兼，则可两散合用，分别撒在黄连软膏或硫磺软膏上外敷，一日一换。

三是方中提到黑油膏，对干性湿毒疮疡外擦有奇效。我常用此方治疗慢性盘状湿疹、局限性神经性皮炎、皮肤淀粉样变等苔藓样改变。薄薄外涂，每日2～3次，确有良好效果，特予推荐。

第十一章 家传验方

单氏三代中医外科，不仅善治外证痈疽，而且对内、妇、儿科杂证治疗也积累了许多行之有效之家传验方。兹汇编如下，供试用和研究。

一、内科杂病方

1.时疫保身丹

【适应证】感受暑热之气，似热非热，上吐下泻，或只吐不泻，或只泻不吐。

【组成】

广木香、羌活、鬼箭羽、枳壳、麦芽、干姜、厚朴各120克，杏仁80克，陈皮、西砂仁各150克，槟榔、云苓、山楂、姜半夏各180克，广藿香240克，细辛30克，甘草100克。

【制法与服法】上药十七味，共研细粉末，水泛为丸，如梧桐子大，后用雄黄、辰砂各15克，以生姜、红枣煎水上衣，每服10克，每日2~3次。

2.神效气痛丸

【适应证】诸种气痛。

【组成】

香附、熟地各120克，川芎、炙甘草、茯苓、焦白术、白芍、小茴香各60克，广木香、砂仁各45克，当归、续断、陈皮、杜仲、党参各100克。

【制法与服法】共研细末，水泛为丸，如绿豆大，每日2~3次，每次6克，开水送下。

3.茶矾丹

【适应证】泻泄不止。

【组成】

儿茶末、生明矾末各等份。

【制法与服法】共研末，每次用温开水送下1.5克，通常1~2次，即可止泻。

4.五老天罡酒

【适应证】风湿麻木、四肢疼痛等症。

【组成】

千层故纸60克，海桐皮120克，苍术60克，防风120克，木瓜60克，细辛18克，金毛狗脊60克，桑枝120克，地骨皮120克，鸡血藤120克，虎骨30克，天牌草120克，川芎30克，生地120克，当归120克，石

南藤120克，独活60克，海风藤60克，羌活60克，川
牛膝60克，补骨脂60克，淮牛膝60克，大枣1000克，
五加皮120克，淫羊藿60克，麻黄30克，桂枝60克，
杜仲60克，白芍60克，青皮30克，白术60克，秦艽
60克，灵仙60克，香橼皮60克，天仙藤120克，赤芍
60克，陈皮30克，川续断60克，鹅不食草120克，防
己60克，千年健60克，松节10个，荆芥60克，汾酒
25000克。

【制法与服法】将上药浸入酒中，春泡一个月，夏泡七
天，秋泡一个半月，冬泡两个月。在浸泡过程中，每隔3～5天
搅动一次。视各人酒量饮之，亦可烫热外擦。

二、妇科方

1.妇人错经扶正丸

【适应证】红崩白带、虚证。

【组成】

醋炒椿根皮、分经草、黄柏、杭白芍、红白鸡冠
花各60克，糯米炒龟板、对月草各120克，童便、醋
同炒香附100克。

【制法与服法】共研细末，米酒为丸，如绿豆大，每日2
次，每次10克。

2.调经丸

【适应证】月经不调，不孕，多梦。

【组成】

归脾丸500克，青皮30克，红糖60克。

【制法与服法】先将归脾丸隔水蒸溶，捣散，加入青皮末、红糖，共研，做成绿豆大小丸药，每日3次，每次10克。

三、儿科方

小儿卫生丸

【适应证】脾胃虚弱，食少，腹胀等。

【组成】

酒炒黄芩、酒洗川芎、酒蒸大黄、酒炒黄柏各81克，飞滑石、赤芍、连翘、炒黑牵牛（去头尾）各54克，炒枳壳、薄荷各4.5克，尖槟榔67.5克。

【制法与服法】研细末，炼蜜为丸，如芡实大。三岁每次10丸；八至十五岁每次20丸；成人每次30丸，每日2～3次，食后服。

四、外科方

1.消毒散

【适应证】阳痈、疖肿。

【组成】

大黄、黄柏、苍术各800克，槟榔、泽兰、归尾、赤芍、红花、桃仁各250克。

【制法与服法】共研极细末，蜂蜜调敷，最好是随用随调，不宜久存。

2.行气活血散

【适应证】乳癖、乳疬以及闪挫损伤。

【组成】

山柰、樟脑各15克，肉桂7.5克。

【制法与服法】研极细末，瓶贮勿泄气，临用时掺在膏药中外贴，隔日换药一次。

3.阴蚀散

【适应证】女人阴户糜烂，疼痛。

【组成】

犀牛黄0.6克，麝香0.15克，生南星0.45克，鲜韭菜适量。

【制法与服法】诸药共捣，做成丸药状，塞入阴户内，有生肌止痛作用。

4.麝月散

【适应证】瘰疬溃后，久不收功。

【组成】

冰片、轻粉各4.5克，麝香1克，煅月石3.6克，水银6克，朱砂1.5克。

【制法与服法】研极细末粉，瓶贮勿泄气，掺在疮面上，每日换一次，以膏盖之。

5.生肌散

【适应证】疮疡已溃，脓尽未敛。

【组成】

飞甘石、白螺壳、煅石膏、煅龙齿各3克，梅片1.2克，建黛少许。

【制法与服法】上药分别研极细末，和匀，瓶贮备用，直接掺在疮面上，外盖对症软膏，每日换药一次。

6.拔毒长肉丹

【适应证】疮疡溃后，脓水将尽。

【组成】

煅龙骨30克，赤石脂30克，代赭石24克，红升10克，血竭24克，制乳香24克，煅石膏30克，梅片3克，明雄12克，飞甘石30克。

【制法与服法】共研极细粉末，瓶贮备用。直接掺在疮面上，以膏盖之。做成药线外用亦可。

7.下疳生肌散

【适应证】久治不愈之下疳症。

【组成】

　　煅龙骨、青果核、螺壳、炉甘石、煅石膏各10克，建黛3克，梅片0.3克（或加凤凰衣焙末）。

【制法与服法】研极细末，直接掺在溃烂处，外盖相应软膏，每日换1~2次。

8.冰玉散

【适应证】重舌、舌肿、口烂、喉痛。

【组成】

　　煅月石15克，青黛、人中白、薄荷、僵蚕各3克，黄连1.5克。

【制法与服法】研极细末，吹口内，每日1~3次。

9.开喉箭

【适应证】急性喉痹，点水难入。

【组成】

　　鲜土牛膝60克，白醋适量。

【制法与服法】加水浓煎鲜土牛膝，取汁100~200毫升，兑入白醋10~20毫升，每日用汤匙灌入，缓慢咽下有效。

10.西黄吹喉散

【适应证】单双喉蛾肿胀疼痛，口流涎水。

【组成】

螟蛉子窝15～30克，雄黄、生硼酸各15克，朱砂少许，梅片1.5克。

【制法与服法】共研极细粉末。临用时，每3克药粉加犀牛黄0.5克，和匀，吹入喉部患处，每天1～3次。

11.黑吹喉散

【适应证】虚火上炎，咽喉微红微肿，吞下涎水，略有刺痛，以及虚火牙痛。

【组成】

青黛、僵蚕、马勃、黄柏、甘草节各12克，煅人中白18克，儿茶10克，煅月石24克，薄荷6克，煅青果核18克，梅片2克。

【制法与服法】研极细粉末，吹入喉内，每日1～3次。

12.黄吹喉散

【适应证】实火喉蛾，红肿疼痛，吞咽困难。

【组成】

硼砂、儿茶、黄柏、雄黄、薄荷、黄连、瓜霜、煅人中白各15克，梅片18克，玄明粉10克，甘草12克。

【制法与服法】研极细粉末，临用时每3克药粉兑入珍珠粉0.05克，和均匀，吹入喉内，每日1～3次。

13.白吹喉散

【适应证】风火喉内红肿疼痛。

【组成】

苦瓜霜、煅月石各30克，梅片0.9克。

【制法与服法】共研极细粉末，吹入喉内，每日数次。

【附】取苦瓜霜方法：

鲜苦瓜6~7条，将瓜蒂切开，去里面瓜瓤，把玄明粉细末500克分装入苦瓜内，灌满，盖好瓜蒂，插竹签固定，放在透风处悬挂，俟得霜后，取下待用。

14.喉科生肌长肉散

【适应证】肾亏虚火上炎，上腭溃烂成天空症。

【组成】

制松香10克，血余炭3克，煅石膏12克，梅片0.3克。

【制法与服法】共研极细粉末，外吹患处，每日1~3次。

15.红油膏

【适应证】脓窝疮、坐板疮。

【组成】

黄连50克，大枫子油60克，银朱50克，黄升2.8克，凡士林半磅。

【制法与服法】先将黄连研成极细粉末，后与银朱、黄升和匀，最后三药与大枫子油、凡士林同时调匀即成，外涂患处，每日1～2次。

16.白油膏

【适应证】皮肤发痒，搔破后伴有毒染。

【组成】

樟脑、水粉、蛤粉各15克，净猪油120克，白附子5克，赤石脂5克。

【制法与服法】上药共研末和匀，再用猪油调成软膏，外用时薄薄搽之，每日1～2次。

17.黑油膏

【适应证】皮肤干燥发痒，搔破后结有血痂者。

【组成】

龙骨、枯矾、轻粉各30克，五倍子、生石膏、寒水石、蛤粉各60克，薄荷脑36克，冰片6克，凡士林600克。

【制法与服法】将药研极细粉末，再与凡士林调匀成软膏，备用。

18.胎毒药膏

【适应证】小儿胎毒所致头皮溃烂。

【组成】

紫草、黄连、大黄各15克，黄蜡、白蜡各120克，麻油250克，灰罗钙［注：指天然优质石灰石经过高温煅烧后而成，主要成分Ca（OH）$_2$]适量。

【制法与服法】诸药放在麻油中炼枯，去渣，待温兑入黄、白蜡和灰罗丐，搅匀即成。外涂，每日1～3次。

19.鼻疳散

【适应证】鼻孔发红糜烂、鼻臭、鼻疳。

【组成】

百部根6克，密陀僧75克，川尖贝1.5克，梅片0.9克。

【制法与服法】研极细末，用油调搽鼻孔或吹入鼻内，每日1～3次。

20.厚生堂秘制滴耳油

【适应证】耳内常流脓水，或肿胀疼痛。

【组成】

核桃油30克，梅片0.6克，建黛少许。

【制法与服法】核桃油略加温后，将梅片、建黛放入，充分调匀，瓶贮备用。先将耳内分泌滋水用棉花蘸净，再用滴管吸取滴耳油，每次滴耳内2滴，每日2次。

21.黄连膏

【适应证】疖肿和一切溃疡。

【组成】

黄连30克，生地、当归各24克，黄芩12克，大黄、黄柏各15克，红升6克，冰片2.4克，麻油2斤。

【制法与服法】将上药除冰片、红升外，均投入麻油中煎熬，用槐枝不断搅动，煎至滴水成珠时，去药渣，每斤油加黄蜡6两，再熬一遍，俟蜡化后，再用细皮纸过滤，略等片刻，稍凉，再将冰片、红升末加入搅拌均匀，收膏备用。

22.敷臁疮药

【适应证】臁疮久不收口。

【组成】

豆渣250克，白桐油30克，樟脑研细末30克。

【制法与服法】将上药共捣如泥状，敷贴患处，每日换4次。

23.拔毒药膏

【适应证】臁疮日久，不易收功。

【组成】

银珠、松香、樟脑各360克，黄蜡240克，生猪油适量。

【制法与服法】上药共捣研如泥状，外敷，每日换药一次。

24.瘰疬膏药

【适应证】瘰疬日久，不消不溃。

【组成】

炒昆布10克，没药、皂刺、炒海藻、乳香各6克，轻粉、樟脑各3克，牵牛4.5克，斑蝥（去足）15克。

【制法与服法】麻油一斤，上药投入煎熬待沸，然后将葱白7根，放入熬焦，离火，再投入黄丹240克，烟尽收膏，最后将膏药放在冷水内浸一夜，摊在纸上备用。

25.雷火神针

【适应证】阴疽、阴寒及大腿顽麻等症。

【组成】

千年健、甘草、肉桂、攒地风（始载于《植物名实图考》、小茴香、乳香、川椒、没药、苍术、独活各6克，防风12克，川甲珠3克，麝香1.2克，艾绒45克。

【制法与服法】上药研末，用粗皮纸两张，卷药成艾条状，鸡蛋清封口。每日灸熏局部2~3次，每次10~15分钟。

26.杨梅疮擦药

【适应证】杨梅疮。

【组成】

雄黄、枯矾、皂矾、水银各60克，蛇床子90克，铁锈15克。

【制法与服法】研极细末，杨梅疮溃烂者，用油调搽，未溃烂者，用醋调搽患处，每日1~2次。

27.桐油膏

【适应证】下肢皮肤红肿或溃烂。

【组成】

马鞭草1000克，陈石灰500克，大黄500克，桐油适量。

【制法与服法】先将马鞭草加水1500~3000毫升，浓煎至1000毫升，过滤取汁，调陈石灰，做成饼状晒干，研细末，然后按1：1的比例兑入大黄粉，加桐油调成糊状，外敷患处，每日换一次。有退红、消肿、止痛的作用。

28.内消散

【适应证】乳癖、痰核、腱鞘囊肿、淋巴结炎。

【组成】

樟脑（升）20克，全蝎（炒干研末）50条，建黛50克。

【制法与服法】升樟脑的方法是：将樟脑放入瓦钵内，上用粗瓷碗覆盖，周围用黄泥调湿封固碗口，再用薄皮纸剪成0.33厘米宽的长条，贴在黄泥上，勿使泄气，然后用青油灯一盏点燃，将瓦钵放在灯火上缓缓烧烤（钵底距灯火约1厘米），烧至封口的黄泥变干，薄皮纸炸裂为止，待冷却后，把封口的黄泥去掉，扫下瓦钵内升好了的白色樟脑，放乳钵内乳细，再与全虫末、建黛末一起共乳，装瓶备用，临用时将内消散掺在膏药中，外贴患处，2~3日换一次。有散硬结、消肿和止痛的作用。

29.福寿丹

【**适应证**】一切癣疮、杨梅疮等。

【**组成**】

百部根10克，明矾6克，白芨4.5克，鱼子黄3克，轻粉6克，生石膏10克，生黄柏3克，荜拨4.5克。

【**制法与服法**】研极细末。麻油调成稀糊状，外涂，每日2～3次。癣疮痒重用醋调擦，杨梅疮用洗净鲜土大黄与药粉共捣烂如泥，外搽。

30.京花丹

【**适应证**】湿脚气，趾缝糜烂、发痒。

【**组成**】

京丹18克，熟石膏30克，冰片1克。

【**制法与服法**】上药三味共乳细末，用药棉直接外擦患处，每日二次。

31.月石散

【**适应证**】颜面生疮，发红作痒。

【**组成**】

飞甘石4.5克，西月石4.5克，苏块3克，黄升3克，梅片4.5克。

【**制法与服法**】研极细末，植物油调擦，每日1~2次，或者干扑。有退红止痒作用。

32.牙疳散

【适应证】牙龈出血，口舌糜烂。

【组成】

煅人中白30克，青果核15克，冰片0.6克。

【制法与服法】研极细末，擦口内患处，每日2~3次。

33.木鳖膏

【适应证】陈旧臁疮，久不收敛。

【组成】

木鳖子28个，蜈蚣8条，麻油500克。

【制法与服法】先将木鳖子、蜈蚣二味放入油内浸泡，春泡七天，夏泡三天，秋泡五天，冬泡九天，然后放火上同熬，熬至药油滴水或珠后，滤去药渣，再加官粉180克收膏。摊贴，每日换一次。

五、附　方

1.银翘散（《温病条辨》方）

【组成】

连翘、银花、牛蒡子、苦桔梗、薄荷、鲜竹叶、荆芥、淡豆豉、生甘草、鲜芦根。

【功用】疏风清热。治疮疡焮红肿痛等。

【用法】水煎服。

2.牛蒡解肌汤（《疡科心得集》方）

【组成】

牛蒡子、薄荷、荆芥、连翘、山栀、丹皮、石斛、玄参、夏枯草。

【功用】祛风清热，化痰消肿。治风火痰热所致疮疡。

【用法】水煎服。

3.荆防败毒散（《医宗金鉴》方）

【组成】

防风、柴胡、前胡、荆芥、羌活、独活、枳壳、炒桔梗、茯苓、川芎、甘草、人参、生姜或薄荷。

【功用】解表达邪。治风寒在表所致疮疡等证。

【用法】水煎服。

4.内疏黄连汤（《医宗金鉴》方）

【组成】

黄连、山栀、黄芩、桔梗、木香、槟榔、连翘、芍药、薄荷、甘草、归身、大黄。

【功用】通二便，除里热。治热毒在里的痈疽。

【用法】水煎，食前服。

5.润肠汤（《证治准绳》方）

【组成】

当归、甘草、生地黄、火麻仁、桃仁泥。

【功用】养血清热润肠。治阴虚内热所致的便结痈疡、疮疡等。

【用法】水煎服。

6.黄连解毒汤（《外台秘要》引崔氏方）

【组成】

　　黄连、黄芩、黄柏、山栀。

【功用】清火解毒。治一切火毒热毒等证。

【用法】水煎服。

7.犀角地黄汤（《备急千金要方》方）

【组成】

　　犀角屑（水磨更佳）、生地黄（捣烂）、牡丹皮、芍药。

【功用】凉血解毒。治一切热毒所致疮疡等。

【用法】水煎服。生地先煎，犀角另冲。

8.安宫牛黄丸（《温病条辨》方）

【组成】

　　牛黄、郁金、犀角、黄芩、黄连、栀子、雄黄、朱砂、梅片、麝香、珠粉。研极细末，炼蜜和丸，每丸重3克，金箔为衣，以蜡护之。

【功用】化秽开窍，安神宁心。治疮疡神昏谵语及疔疮走黄。

【用法】每服一丸。脉虚者，人参汤送下；脉实者，银花薄荷汤送下。病重体实者，一日三服。

9.紫雪丹（《局方》方）

【组成】

黄金、寒水石、石膏、滑石、磁石、升麻、玄参、甘草、犀角、羚羊角、沉香、丁香、扑硝、硝石、辰砂、木香、麝香（制法详见于《医方集解》）。

【功用】清热镇惊。治外疡内陷，疔毒走黄及疫毒等。

【用法】每服0.9~1.5克，一日三服。病重者可每服增至3克。

10.阳和汤（《外科全生集》方）

【组成】

麻黄、熟地、白芥子（炒研）、炮姜炭、甘草、肉桂、鹿角胶。

【功用】温经散寒，化痰补虚。治一切阴疽及流痰。

【用法】水煎服。

11.逍遥散（《局方》方）

【组成】

柴胡、白芍、当归、白术、茯苓、炙草、生姜、薄荷。

【功用】疏肝解郁，调和气血。治肝郁不舒所致乳癖、瘰疬等症。

【用法】水煎服。

12.二陈汤（《局方》方）

【组成】

　　陈皮、半夏、茯苓、甘草。

【功用】燥湿化痰。治痰浊凝结所致疮疡。

【用法】水煎服。

13.香贝养荣汤（《医宗金鉴》方）

【组成】

　　香附、贝母、人参、茯苓、陈皮、熟地、川芎、当归、白芍、白术、桔梗、甘草、生姜、大枣。

【功用】养营化痰。治气郁痰凝所致瘰疬、乳岩等症。

【用法】水煎服。

14.二妙丸（《丹溪心法》方）

【组成】

　　苍术（米泔浸）、黄柏（酒炒）。研为细末，水煮面糊为丸，如梧桐子大。

【功用】清热化湿，治臁疮、湿疹等症。

【用法】每服10克（约50～70丸），用淡盐汤送下。

15.萆薢渗湿汤（《疡科心得集》方）

【组成】

　　萆薢、薏苡仁、黄柏、赤苓、丹皮、泽泻、滑石、通草。

【功用】清利湿热。治下肢丹毒、湿疹等症。

【用法】水煎服。

16.豨莶丸（《中医外科学讲义》方）

【组成】

　　豨莶草，不拘多少，用黄酒拌，九蒸九晒，研细粉，炼蜜为丸，如梧桐子大。

【功用】祛风胜湿。治白癜风及皮肤顽癣。

【用法】每服10克，空腹陈酒或开水送下。

17.独活寄生汤（《备急千金要方》方）

【组成】

　　独活、人参、桑寄生、茯苓、川芎、防风、桂心、杜仲、牛膝、秦艽、细辛、当归、白芍、熟地、甘草、生姜。

【功用】温经散寒。治风寒湿侵袭筋骨之证。

【用法】水煎服。

18.透脓散（《外科正宗》方）

【组成】

　　当归、生黄芪、炒山甲、川芎、皂刺。

【功用】透脓托毒。治痈疽诸毒，内脓已成，不易外溃者。

【用法】水煎服。

19.托里消毒散（《医宗金鉴》方）

【组成】

人参、川芎、当归、白芍、白术、银花、茯苓、白芷、皂角刺、甘草、桔梗、黄芪。

【功用】托毒消肿。治体虚脓毒不易外达。

【用法】水煎服。体弱者去白芷，倍人参。

20.疏肝溃坚汤（《医宗金鉴》方）

【组成】

夏枯草、僵蚕（炒）、香附子（酒炒）、石决明（煅）、当归、白芍（醋炒）、陈皮、柴胡、抚川芎、穿山甲（炒）、红花、片姜黄、生甘草、灯芯。

【功用】行瘀散坚。沿筋疬、上石疽等证。

【用法】水煎，空腹热服。

21.活血散瘀汤（《医宗金鉴方》）

【组成】

当归尾、赤芍、桃仁（去皮夹）、大黄（酒炒）、川芎、苏木、丹皮、枳壳（麸炒）、瓜蒌仁、槟榔。

【功用】活血逐瘀。治瘀血流注及委中毒等。

【用法】水煎服。

22.桂枝加当归汤（《中医外科学讲义》方）

【组成】

桂枝、芍药、甘草、生姜、大枣、当归。

【功用】养血和营，温经通络。治脱疽、冻疮等症。

【用法】水煎服。

23.八珍汤（《正体类要》方）

【组成】

人参、白术、茯苓、甘草、当归、白芍、地黄、川芎。

【功用】补气补血。治疮疡流脓清稀，久不收敛。

【用法】水煎服。

24.六味地黄汤（丸）（《小儿药证直诀》方）

【组成】

熟地黄、山茱萸、怀山药、牡丹皮、白茯苓、泽泻。

【功用】补肾水，降虚火。

【用法】水煎服。或为细末，糊丸如梧桐子大，每日服10克，淡盐汤送下。

【附注】桂附地黄丸，即上方加肉桂、制附片。有温阳之功。

25.香砂六君子汤（《医宗金鉴》方）

【组成】

人参、白术（土炒）、茯苓、甘草（炙）、藿香、陈皮、制半夏、砂仁。

【功用】理气健脾。

【用法】水煎服。

26.益胃汤（《温病条辨》方）

【组成】

沙参、麦门冬、细生地、玉竹、冰糖。

【功用】养胃益阴。治疮疡胃阴不足。

【用法】水煎服。

27.如意金黄散（《医宗金鉴》方）

【组成】大黄、黄柏、姜黄、白芷、南星、陈皮、苍术、厚朴、甘草、天花粉。

【功用】痈疽疔疮，湿痰流毒，跌仆损伤，脚气丹毒等症。清热除湿，消肿止痛。治一切阳证。

【用法】共研细末，用葱、酒、油、蜜、菊花、银花露、丝瓜叶捣汁等调敷。

28.消毒散（自拟方）

详见家传验方。

29.回阳玉龙膏（《外科宗正》方）

【组成】

草乌、军姜、赤芍、白芷、南星、肉桂。

【功用】温经活血，散寒化瘀。治一切阴证。

【用法】研细末，热酒调敷，亦可掺在膏药上贴之。

30.冲和膏（《外科正宗》方）

【组成】

紫荆皮（炒）、独活、赤芍、白芷、石菖蒲。

【功用】疏风活血，消肿定痛。治疮疡阴阳不和，冷热相凝。

【用法】研细末。葱汁、陈酒调敷。

31.鲫鱼膏

即安庆膏药，有大、中、小三种。

32.阳和解凝膏（《外科全生集》方）

【组成】

鲜牛蒡子（根叶梗）、鲜白凤仙（梗）、川芎、川附、桂枝、大黄、当归、肉桂、草乌、地龙、僵蚕、赤芍、白芷、白蔹、白芨、乳香、没药、续断、防风、荆芥、五灵脂、木香、香橼、陈皮、苏合油、麝香、菜油。

【功用】温经和阳，驱风散寒，调气活血，化痰通络。治一切阴疽。

【用法】摊贴患处。制法详见原著。

33.万应膏（《医宗金鉴》方）

【组成】

川乌、草乌、生地、白蔹、白芨、象皮、官桂、白芷、当归、赤芍、羌活、苦参、土木鳖、穿山甲、乌药、甘草、独活、玄参、淀粉、大黄。

【功用】活血消肿，聚毒定痛。治痈疽发背、痰核流注等。

【用法】摊贴患处。制法详见原著。

34.消核膏（验方）

【组成】

昆布、海藻各10克，皂角、乳香、没药各6克，牵牛子4.5克，轻粉、樟脑各3克，斑蝥（去足）15克，青油500克，葱白七个。

【功用】软坚散结。治瘰疬、硬核等症。

【用法】摊贴患处，2～3天换一次。制法：将昆布、海藻、皂角、牵牛、没药、斑蝥、青油入锅内煎熬，再以葱白先放一个，待焦，次第放入，熬至滴水成珠后，加黄丹420克收膏，最后加入轻粉、樟脑搅匀。膏药熬成后，放入冷水内浸一宿。

35.冲和散（验方）

【组成】

冲和膏120克，樟脑75克。

【功用】散结消肿。治肿硬不散诸症。

【用法】和匀，掺在膏药上贴之，1～2日换药一次。

36.丁桂散（验方）

【组成】

丁香、肉桂各15克，山柰7.5克。

【功用】理气散寒，消肿止痛。治硬结不化诸症。

【用法】研细末，掺在膏药上贴之，一日换药一次。

37.新订八将丹（验方）

【组成】

全蝎、蜈蚣各10条，土鳖虫、蜣螂、樟脑各6
克，冰片3克，五倍子12克，麝香0.9克。

【功用】搜风消肿，理气散结。治半阴半阳或阴证。

【用法】研细末，掺在药膏上贴之，2～3天换药一次。

38.三仙丹（一名提脓散《中药成方集》方）

【组成】

冰片3克，轻粉30克，红升90克。

【功用】提脓祛腐，治痈毒溃烂，脓多不出。

【用法】研细末，掺在疮面上，外盖相应软膏或膏药。

【附注】提脓散药捻：细质皮纸搓成如细麻绳状，在其表
面涂上一层厚薄均匀的糊精，放在提脓散中，来回搓紧，再置
阴凉干燥处阴干，备用。

39.九一丹（《医宗金鉴》方）

【组成】

熟石膏、升丹。

【功用】提脓祛腐。治溃疡流脓未尽者。

【用法】掺在疮口上，外盖膏药或药膏，每日换1～2次。

40.拔毒生肌散（《中药成方集》方）

【组成】

净红升、轻粉、煅龙骨、煅石膏、黄丹、甘石各

72克，冰片30克，白蜡末15克。

【功用】拔毒生肌。治久不生肌，常流败水的痈疽证。

【用法】研细末，掺在疮口上，外盖膏药或药膏，每日换

药1～2次。

41.白降丹（《医宗金鉴》方）

【组成】

朱砂、雄黄、水银、硼砂、火硝、食盐、白矾、

皂矾。

【功用】平胬腐蚀。治溃疡脓腐难去、瘘管、疣等。

【用法】直接涂在疮顶，或和米糊为条，外盖膏药。制法

详见原著。

42.生肌散（《中医外科学讲义》方）

【组成】

炉甘石、滴乳石、滑石、血珀、朱砂、三梅。

【功用】生肌收口。治痈疽溃后，脓水将尽者。

【用法】研极细末，掺疮面上，外盖药膏。

43.冰石散（验方）

【组成】

煅石膏30克，梅片0.6克。

【功用】收水生肌。治脓腐已尽，新肉红活如珠者。

【用法】研极细末，掺疮面上，外盖药膏。

44.甘石散（验方）

【组成】

炉甘石（水飞）、石决明（煅）、熟石膏、煅龙骨各30克，松花粉60克，枯矾15克，冰片6克。

【功用】收水止痒。治湿热疮疹，皮肤发痒。

【用法】研极细末，外扑患处，或者掺在药膏上外敷，每日1～2次。

45.石决明散（验方）

【组成】

煅石决明、煅石膏、煅龙骨各12克，飞甘石9克。

【功用】祛湿止痒。治绣球风，以及湿热发痒诸症。

【用法】研细末，用消毒药棉干扑，每日4～5次。

46.黄连膏（《医宗金鉴》方）

【组成】

黄连、当归、黄柏、生地、姜黄、麻油、黄蜡。

【功用】润燥清热，解毒止痛。治湿疮、烫伤等症。

【用法】均匀涂在纱布上，敷贴患处。制法详见原著。

47.硫黄膏（验方）

【组成】

细硫黄90克，黄凡士林210克。

【功用】杀虫止痒。治疥疮、皮肤发痒流水者。

【用法】均匀涂在纱布上，或外涂，每日1～2次。凡士林溶化，离火加入硫黄搅匀成膏。

48.玉红膏（《外科正宗》方）

【组成】

当归、白芷、白蜡、轻粉、甘草、紫草、血竭、麻油。

【功用】解毒镇痛，润肤生肌。治痈疽、发背、烫伤溃烂。

【用法】匀涂纱布上，敷贴患处。亦可依据溃疡局部情况，掺提脓、祛腐散剂同用。

49.黑油膏（验方）

【组成】

龙骨、枯矾、轻粉各30克，五倍子、生石膏、寒水石、蛤粉各60克，薄荷脑36克，冰片6克，凡士林600克。

【功用】降火止痒。治皮肤燥痒不流水者。

【用法】薄薄外擦，每日1～3次。上药研细末，加入溶开的凡士林中，搅匀即成。

50.黄升丹药捻（《中医外科学讲义》方）

【组成】

　　制乳没、川贝、石膏、红升、腰黄、辰砂、炒月石、三梅。

【功用】提脓拔毒。治痈疽已溃，脓流不畅。

【用法】掺在疮口上，或搓药捻，外盖药膏。

51.蛇床子汤（验方）

【组成】

　　蛇床子18克，艾叶9克，苍术、黄柏、苦参各15克。

【功用】散风、杀虫、止痒。治皮肤发痒。

【用法】水煎取汁，洗涤患处，每日1~2次。

52.路路通方（验方）

【组成】

　　皮硝、明矾、路路通各60克，苍术、灵仙、艾叶各24克。

【功用】散风止痒。治皮肤瘙痒等症。

【用法】水煎取汁，外洗或湿敷。

53.消炎膏（验方）

【组成】

　　金黄散240克，蜂蜜500克。

【功用】清热解毒，消肿止痛。治一切阳毒证。

【用法】敷贴患处。每日换1~2次。

54.小金丹（《外科全生集》方）

【组成】

白胶香、炒乌头、五灵脂、地龙、木鳖、乳香、没药、当归身、麝香、墨炭。

【功用】软坚散结，消肿止痛。治流痰、乳岩等症。

【用法】每服一丸，陈酒送下，每日2次，孕妇忌服。制法详见原著。

55.六神丸（雷允上方）

【组成】

麝香、牛黄、冰片、珍珠、蟾酥、雄黄。

【功用】解毒、消肿、止痛。治烂喉丹痧、乳蛾、痈疽疔疮等。

【用法】每服十粒，每日1~2次，噙化或温开水送下。

56.拔毒膏（验方）

【组成】

银朱、蓖麻子各90克，轻粉、明雄、黄丹各15克，嫩松香150克。

【功用】提脓拔毒。治疗毒疮疖溃破，脓排不出者。

【用法】按溃口大小，敷在疮顶处，每日换一次。

【制法】先将蓖麻子捣烂成泥，再把以上药粉加入，共捣成膏。

57.犀黄丸（《外科全生集》方）

【组成】

犀黄、麝香、乳香、没药。黄米饭为丸。

【功用】解毒止痛。治乳岩、瘰疬、流注等症。

【用法】黄酒送下9克，每日2～3次。患上部临睡服，患下部空心服。

58.绿袍散（《景岳全书》方）

【组成】

黄柏、青鱼胆、冰片、煅硼砂、青黛、煅胆矾、人中白。

【功用】清热、解毒、生肌。治口舌生疮等症。

【用法】吹入口内，每日2～3次。

59.蟾酥丸（《外科正宗》方）

【组成】

蟾酥、轻粉、麝香、枯矾、寒水石、制乳没、铜绿、胆矾、雄黄、蜗牛、朱砂。

【功用】驱毒发汗。治疗疮、发背、脑疽及一切恶疮初起。

【用法】葱白嚼烂，药丸包内，取热酒送下，盖被卧令出汗为效；外敷亦可。孕妇忌服。

60.醒消丸（《外科全生集》方）

【组成】

　　乳香、没药、麝香、雄精、黄米饭。

【功用】消肿止痛。治痈、疽、流注、瘰疬等症。

【用法】热陈酒送下。孕妇忌服。

61.三妙膏（《全国中药成药处方集》方〉）

【组成】

　　黄柏、川槿皮、藿香、柴胡、大黄、土贝、白
芨、全蝎、海桐皮、防风、白附子、苦参、蜈蚣、甲
片、牛蒡子、桃仁、红花、牙皂、苏木、防己、细
辛、黄芪、花粉、蓖麻、赤芍、荆芥、半夏、鳖甲、
巴豆、乌药、天麻、甘草、连翘、黄芩、黄连、银
花、蛇蜕、当归、刺猬皮、良姜、血竭、独活、麻
黄、僵蚕、川牛膝、千金子、白蔹、川乌、草乌、大
戟、黄丹、麻油。

【功用】消肿散结。痈、疽等症未溃、已溃，均可选用。

【用法】贴患处，1~3日换药一次。依法熬膏。

62.锡类散（《金匮翼》方）

【组方】

　　象牙屑、炒人指甲、飞珍珠粉、冰片、犀牛黄、
焙干壁钱、青黛。

【功用】祛腐生新。治喉痹、乳蛾等症。

【用法】研细末，外吹患处，每日2~3次。

63.大黄散（验方）

【组成】

大黄30克，苍术、黄柏各20克。

【功用】消热祛湿。治丹毒等症。

【用法】研细末，用植物油调成糊状，外敷，每日1~3次。

64.防风通圣丸（《宣明论》方）

【组成】

防风、荆芥、连翘、麻黄、薄荷、川芎、当归、白芍、白术、山栀、大黄、芒硝、石膏、黄芩、桔梗、甘草、滑石。

【功用】解表通里，散风消热。治内郁湿热，外感风邪，表里同病的疮疡等疾。

【用法】水泛为丸，或煎服，或研细末送下。

65.浮萍散（验方）

【组成】

浮萍、僵蚕、白藓皮各12克，荆芥、防风、独活、羌活、牙皂、川乌、草乌、威灵仙各10克，鲜凤仙花一株。

【功用】散风止痒。治鹅掌风等症。

【用法】醋浸上药，煎取药汁，泡手，每日3~5次，每次

15分钟。

66.冰硼散（《疡科心得集》方）

【组成】

冰片、硼砂、玄明粉、朱砂。

【功用】清热解毒，治口舌生疮等症。

【用法】化水含漱，每日2～5次。

67.蛋黄油（验方）

【组成】

鸡蛋黄，不拘多少。

【功用】生肌止痛。治皮肤、舌、外阴等糜烂不长皮者。

【用法】外涂或敷患处，每日1～2次。蛋黄熬取油汁，备用。

68.人参养荣丸（汤）（《医宗金鉴》方）

【组成】

白芍、党参、陈皮、黄芪、桂心、当归、白术、甘草、熟地、五味子、茯苓、远志。

【功用】调补气血。治溃疡体虚，疮口不敛。

【用法】水泛丸，或水煎服。

69.拔毒长肉丹（验方）

详见家传验方。

70.全鹿丸（《景岳全书》方）

【组成】

鹿角胶、青毛鹿茸、鹿肾、鲜鹿肉、鹿尾、熟地黄、黄芪、人参、当归、生地黄、怀牛膝、天门冬、芡实、枸杞子、麦冬、肉苁蓉、补骨脂、巴戟天、锁阳、杜仲炭、菟丝子、山药、五味子、秋石、茯苓、续断、葫芦巴、甘草、覆盆子、白术、川芎、陈皮、楮实子、椒目、小茴香、沉香、大青盐。

【功用】补肾固精。治阳虚阴证等。

【用法】每服6克，每日2～3次，温开水送下。

71.白吹喉散（验方）

详见家传验方。

72.异功散（《疫病草方》方）

【组成】

玄参0.18克，乳香0.18克，麝香0.09克，血竭0.18克，没药0.18克，梅片0.09克，全蝎0.18克，斑蝥（去翅足用糯米炒黄）12克。

【功用】散风拔毒。治一切咽喉肿痛、咽水困难等症。

【用法】研极细末。每用少许放在膏药中心，贴在颈下喉结两侧，左痛贴左，右痛贴右，八小时后，起疱为度。然后挑破水疱，放出毒水，喉痛即见松解减轻，挑破处以黄连膏贴之。

73.朱红散（验方）

【组成】

飞滑石、乳香、蛤粉、黄连、煅石膏各30克，冰片3克。

【功用】清热祛湿，解毒生肌。治乳疬、流火等。

【用法】油调外敷，或掺在软膏上外贴，每1~2次。

74.鼻疳丹（验方）

详见家传验方。

75.黄吹喉散（验方）

详见家传验方。

76.推车散（《武汉市中药成方集》方）

【组成】

蟋螂、干姜。

【功用】去朽骨。

【用法】研极细粉末，外用。

77.奔江丹（《外科十三方》方）

【组成】

水银、火硝、白矾、青黛、白砒、硇砂。

【功用】化腐、生肌。

【用法】依法做成，研极细末，外掺在疮面上。